普通高等教育教材

微生物学与免疫学实验指导

（第二版）

韩成云　吕美云　主编

化学工业出版社
·北京·

内容简介

《微生物学与免疫学实验指导》（第二版）以微生物学与免疫学理论知识为基础，介绍微生物学与免疫学相关的实验原理及实验技法，特别介绍了与医药、食品相关的微生物与免疫学实验技术。全书共设 47 个实验项目，包括基础性实验、综合应用性实验和综合设计性实验三部分：基础性实验涵盖显微镜使用、细菌染色、培养基制备等，共 15 个实验；综合应用性实验包含微生物学检验、微生物制药、免疫学技术等，共 27 个实验；综合设计性实验部分共 5 个实验。此外，书中还附有染色液、培养基和常用试剂的配制方法，便于学生查阅使用。

本书适合高等院校生物类、药学类、农学类、环境科学以及食品科学各专业本科生作为教材使用，也可供相关专业科研人员参考使用。

图书在版编目（CIP）数据

微生物学与免疫学实验指导 / 韩成云，吕美云主编. 2 版. -- 北京 : 化学工业出版社，2025. 10. -- (普通高等教育教材). -- ISBN 978-7-122-49331-6

Ⅰ. R37-33；R392-33

中国国家版本馆 CIP 数据核字第 2025NX7667 号

责任编辑：孙钦炜　江百宁　　　　装帧设计：关　飞
责任校对：刘　一

出版发行：化学工业出版社
（北京市东城区青年湖南街 13 号　邮政编码 100011）
印　　装：北京科印技术咨询服务有限公司数码印刷分部
787mm×1092mm　1/16　印张 12¾　字数 310 千字
2025 年 12 月北京第 2 版第 1 次印刷

购书咨询：010-64518888　　　　售后服务：010-64518899
网　　址：http://www.cip.com.cn
凡购买本书，如有缺损质量问题，本社销售中心负责调换。

定　　价：39.80 元

《微生物学与免疫学实验指导（第二版）》编写人员名单

主　编　韩成云　吕美云

副主编　杨灵光　刘紫英　冷桂华

朱智勇　尹培培　李兴杰

李桥桥

编　者（以姓氏拼音为序）

韩成云　孔杰杰　冷桂华　李桥桥

李兴杰　刘紫英　吕美云　孙万里

王瑞君　温经柏　谢　妤　熊曼萍

杨灵光　尹培培　赵志刚　朱智勇

第二版前言

《微生物学实验指导》自第一版出版以来，作为我校微生物学实验教学的重要支撑教材，已在多个专业方向的实验教学中得到广泛应用。该教材内容结构合理，实验体系完整，注重基础训练与应用能力的融合，体现了编者对实验教学的深度理解与长期实践积累。

随着“新医科”建设的持续推进和实验教学改革的不断深化，原有教材在内容广度、技术更新与综合能力培养方面已难以完全满足当前教学需求。为此，我们在保留第一版核心结构与教学理念的基础上，启动了本次系统性的修订与再版工作。

第二版教材在第二篇原有四章的基础上，新增了第五章和第六章，涵盖免疫学技术、分子微生物学技术，并新增了综合设计性微生物学实验模块，共新增实验项目 15 项，进一步丰富了实验内容的层次与广度。同时，对附录内容进行了系统补充与优化，将原“微生物学实验室守则”更新为“微生物学与免疫学实验教学实验室管理制度与操作规程”，以提升实验教学的规范性与实操性。

本次修订工作由韩成云老师牵头，联合多位教师共同完成，得到了多项省级与校级教改项目的支持，包括：江西省高等学校教学改革研究课题（JXJG-19-15-13；JXJG-22-15-10；JXJG-23-15-10；JXJG-23-15-15）；江西省学位与研究生教育教学改革研究课题（JXYJG-2015-146）；宜春学院校级教改项目（YCUJG-2023-16）。以上项目在教学理念、实验体系构建等方面为本教材的编写奠定了基础。

教材的再版不仅是一次内容的扩充，更是一次教学理念的重构。我们在修订过程中，注重将实验内容与学生能力培养目标深度融合，力求通过“项目化、综合化、设计化”的实验体系，引导学生在掌握实验基本技能的同时，提升问题解决能力，培养科学思维。

我们特别感谢吕美云老师在第一版教材编写过程中所作出的奠基性贡献，也对所有曾参与第一版教材编写的教师表达诚挚的敬意与感恩。除本书编者外，2024 级药学研究生梅娅也参与了再版部分文字的整理。

本教材适用于药学类、生物类、食品类、农学类等多个专业方向的本科实验教学，也可供相关领域科技人员参考使用。由于编者水平有限，书中难免存在不足之处，恳请各位专家、老师与同学批评指正，共同推动教学质量的提升与教学体系的完善。

韩成云

宜春学院

2025 年 7 月

第一版前言

《微生物学实验指导》以微生物学等理论知识为基础，主要介绍微生物学相关的实验知识及实验技法，同时还介绍与食品、医药相关的微生物实验技术。全书共设32个实验项目，分为基础性实验和综合应用性实验两部分。其中，基础性实验的内容包含经典的微生物实验项目，内容有微生物形态观察、微生物染色、微生物的测微技术、微生物生理生化反应、细菌生长曲线的测定等，此部分主要注重学生基础理论、基本知识和基本技能的训练；通过插入图示，学生更易掌握实验技能的要点，也可增强教学效果的直观性；通过思考题提高学生解决问题的能力。而综合应用性实验则是在学生掌握微生物学基本实验技能的基础上，结合食品、工业、农业、药品生产及医学工作实际，编写的系列实验，如食品中大肠菌群的测定、产蛋白酶枯草杆菌的筛选、液体发酵法生产链霉素、活性酸奶制作及其乳酸菌的检验等。另外，每个实验中均设计有注意事项专栏，以提示学生要特别注意的操作步骤和注意思考的问题，提高学生实验成功率。

本书主要特点是：第一，基础性实验注重学生“三基”（基础理论、基本知识和基本技能）训练；第二，综合应用性实验以“项目”为基础，将一个个孤立、不连贯的实验串联起来，有助于使学生全面掌握课程的知识体系，可以培养学生的操作技能和分析问题、解决问题的能力及严谨的科学态度；第三，本书考虑到地方院校的培养目标，实验内容强调实用性和操作性，适应生物工程、制药工程、药学、食品质量安全与检测、农学等不同专业本科生的微生物实验教学。

书后附录中还给出了常用培养基的配制、常用染色液及试剂的制备等内容，便于读者在实验过程中查阅。

本书的编写者均为多年从事微生物实验课程和相关课程教学的教师，具体分工如下：实验一、实验十五、实验二十～实验二十二、实验二十六由吕美云执笔，实验二～实验六、实验十八由刘紫英执笔，实验七～实验十一由王瑞君执笔，实验十二～实验十四由朱智勇执笔，实验十六、实验十七由谢好执笔，实验十九、实验二十三～实验二十五由孙万里执笔，实验二十七、实验二十八由罗莉萍执笔，实验二十九、实验三十由熊曼萍执笔，实验三十一、实验三十二由冷桂华执笔。

本书适合高等院校生物类、农学类、环境科学类、食品科学类以及药学类各专业学生学习使用，也可供相关专业科技人员查阅、参考。

由于编者水平有限，书中难免有不足之处，恳请有关专家、老师和同学指正。

编者

2016.9

目录

第一篇

基础性实验

实验一　显微镜油浸物镜的使用

一、目的与要求

① 学习并掌握油浸物镜的原理、使用方法和保护方法。

② 巩固光学显微镜的结构、各部分的功能和使用方法。

二、基本原理

现代普通光学显微镜利用目镜和物镜两组透镜系统来放大成像，故又称之为复式显微镜。光学显微镜主要由三部分组成：光学部分、机械部分和照明部分（见图 1-1）。光学部分包括目镜、物镜，可放大检视物，生成物像。机械部分有镜座、镜臂、物镜转换器、载物台、载物台移动手轮、粗准焦螺旋、细准焦螺旋等部件，起着支持、调节、固定等作用。照明部分有底光源、聚光器、可变光阑等，可集聚光线并使光线调至适宜的程度。

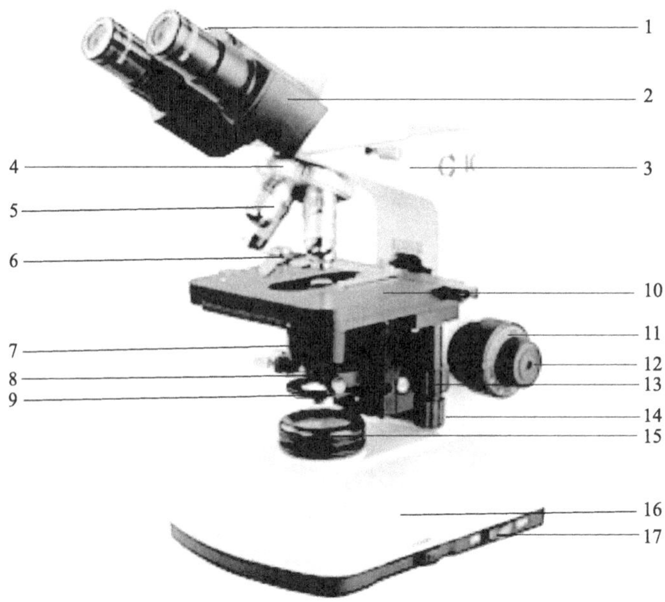

图 1-1　普通光学显微镜结构图

1—目镜；2—镜筒；3—镜臂；4—物镜转换器；5—物镜；6—玻片夹；7—聚光器；8—可变光阑；9—滤光片；10—载物台；11—粗准焦螺旋；12—细准焦螺旋；13—载物台纵向移动手轮；14—载物台横向移动手轮；15—光源；16—镜座；17—电源开关

微生物的特征之一是个体体积微小，在普通光学显微镜的物镜中，油浸物镜（简称油镜）因其放大倍数最大（100×），常用于微生物的形态观察和研究。油镜与其他物镜不同的是载玻片与物镜之间，不是隔一层空气，而是隔一层油质，常用香柏油，故称为油浸物镜。油浸物镜主要借助油的折射率来发挥如下作用。

1. 提高视野的亮度

油镜的透镜很小，所以通光量小；光线通过不同折射率的介质物体（玻片→空气→物镜）时，部分光线会发生折射而散失，进入镜筒的光线少，视野较暗，无法清晰观察到物体。所以要在透镜与玻片之间滴加和玻璃折射率（$n=1.52$）相近的香柏油（$n=1.515$）或者折射率相近的其他介质，使进入油镜的光线增多（图 1-2），视野亮度增强，物像清晰。

2. 增加显微镜的分辨率

显微镜的分辨率是指显微镜能辨别两点之间的最小距离（D）的能力，一台显微镜 D 值越小其分辨率越高，可表示为

$$D=\lambda/2NA \tag{1-1}$$

式中，λ 为光波波长；NA 为物镜的数值孔径。

常规光学显微镜的常用光源为可见光（0.4～0.7μm），其分辨率受光波长限制，提高分辨率的关键方法是增加数值孔径，而数值孔径取决于物镜的镜口角和玻片与物镜间介质的折射率，可表示为

$$NA=n\times\sin\frac{\alpha}{2} \tag{1-2}$$

式中，α 为镜口角（图 1-3）；n 为玻片与物镜间介质的折射率。

由于香柏油的折射率（1.515）比空气及水的折射率（分别为 1.0 和 1.33）要高，因此在入射角相同的情况下，以香柏油作为镜头与玻片之间介质的油镜所能达到的数值孔径（NA 一般在 1.2～1.4）高于低倍镜、高倍镜等干镜（NA 都低于 1.0），从而分辨率更高。

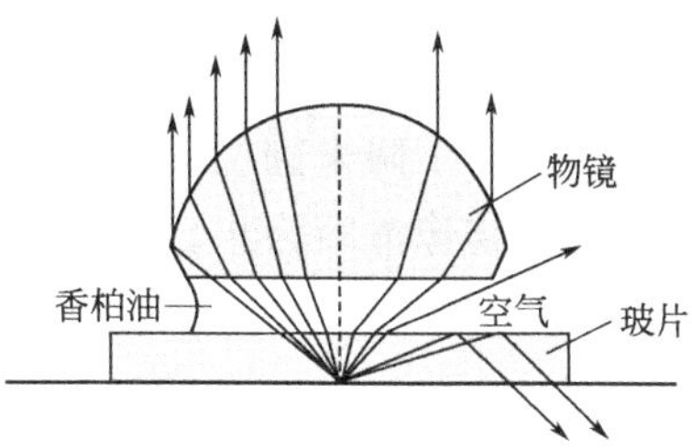

图 1-2　介质为香柏油（左）和介质为空气（右）的光线通路

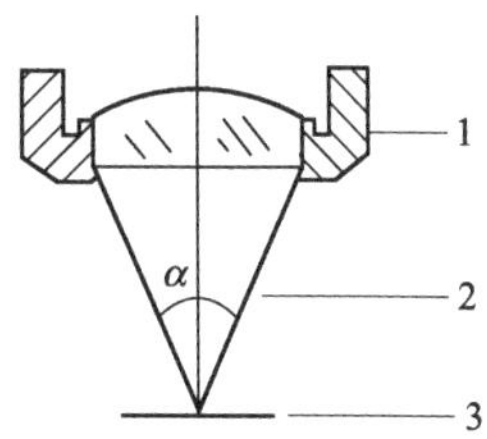

图 1-3　物镜的镜口角

1—物镜；2—镜口角；3—标本

三、实验材料与用具

① 菌种：大肠埃希菌（*Escherichia coli*）、枯草杆菌（*Bacillus subtilis*）、细菌三型等染色装片。

② 试剂：香柏油、二甲苯等。

③ 仪器及用具：显微镜、擦镜纸等。

四、实验步骤

1. 观察前的准备

① 打开镜箱，右手握住镜臂，左手托住底座，使显微镜保持直立、平稳，切忌单手拎提。将显微镜置于平稳的实验台上，镜座距实验台边沿约为 4cm。坐正。

② 调节光源：将低倍物镜对准通光孔，把光圈完全打开，聚光器升至与载物台相距 1mm 左右，若光源内置，可通过调节安装在镜座内的亮度旋钮获得适当的照明亮度；若光源外置，则转动反光镜采集光源，光线较强的天然光源宜用平面镜，光线较弱的天然光源或

人工光源宜用凹面镜，对光至视野内均匀明亮为止。观察染色装片时，光线宜强；观察未染色装片时，光线不宜太强。应避免直射的太阳光，以防止对观察者眼睛造成伤害。

2. 低倍镜观察

① 把所要观察的装片放到载物台上，用玻片夹夹住，标本要正对通光孔。

② 转动粗准焦螺旋，使镜筒缓缓下降，直到物镜接近装片。眼睛看着物镜以免物镜碰到装片标本。两眼从目镜观察，转动粗准焦螺旋使物镜逐渐上升（或使载物台下降）至发现物像时，改用细准焦螺旋调节到物像清晰为止。移动装片，把合适的观察部位移至视野中心。

3. 高倍镜观察

眼睛离开目镜从侧面观察，旋转物镜转换器，将高倍镜转至正下方，注意避免镜头与装片相撞。再由目镜观察，仔细调节光圈，使光线的明亮度适宜。用细准焦螺旋校正焦距至物像清晰为止。将最适宜观察部位移至视野中心，绘图。不要移动装片位置，准备用油镜观察。

4. 油镜观察

① 提起镜筒约 2cm，将油镜转至正下方。在装片标本的镜检部位（镜头的正下方）滴一滴香柏油。

② 从侧面注视，小心慢慢降下镜筒，使油镜浸在油中至油圈不扩大为止，镜头几乎与装片接触，但不可压及装片，以免压碎玻片，损坏镜头。

③ 将光线调亮，从目镜观察，用粗准焦螺旋将镜筒徐徐上升（切忌反方向旋转），当视野中有物像出现时，再用细准焦螺旋校正焦距。如因镜头下降未到位或镜头上升太快未找到物像，必须再从侧面观察，将油镜降下，重复操作直至物像清晰为止。仔细观察并绘图。

④ 再次观察：提起镜筒，换上另一染色装片，依次用低倍镜、高倍镜和油镜观察，绘图。重复观察时可比第一次少加香柏油。

5. 镜检完毕后的工作

① 移开物镜镜头。

② 取出装片。

③ 清洁油镜。油镜使用完毕后，须用擦镜纸擦去镜头上的香柏油，再用擦镜纸蘸少许二甲苯擦掉残留的香柏油，最后用干净的擦镜纸擦干残留的二甲苯（注意向一个方向擦拭）。

④ 擦净显微镜，将各部分还原。将物镜呈“八”字形降下，不可使物镜正对聚光器，同时降下聚光器，转动反光镜使其镜面垂直于镜座。最后套上镜罩，对号放入镜箱中，置阴凉干燥处存放。

五、注意事项

① 避免将高倍镜错认为油镜。油镜的识别：油镜上标有 100×；镜头前端有黑、白或红色的圆圈；刻有“Ⅲ”或“Oil”等；其数值孔径也较其他物镜大。

② 观察标本时，必须依次用低、中、高倍镜，最后用油镜。在低倍镜下找到观察目标，中、高倍镜下逐步放大，将待观察部位置于视野中央，调节光源和可变光阑，使通过聚光器的光亮度达到最大。当从目镜观察时，特别在使用油镜时，切不可调节粗准焦螺旋，以免压碎玻片或损伤镜面。

③ 油镜使用过程中浸油与调焦是关键步骤，要求学生眼睛从侧面观察，将油镜浸入油

中适当深度，然后反方向粗调，使镜头与装片稍稍拉开（但不要离开油滴），一有模糊物像即改为细调，调至物像清晰。反复几次即可调好焦距，切不可急躁。切不可将高倍镜转动经过加有香柏油的区域。

④ 忘记脱油或脱油方法错误：油镜使用后应立即用二甲苯对镜头进行脱油，正确的方法是先用擦镜纸擦去香柏油，再用擦镜纸蘸少许二甲苯沿镜头直径方向轻轻擦拭镜头（不能来回擦，也不能绕圆周擦，注意不能用已擦过镜头的脏面再擦镜头），然后用干净的擦镜纸擦去镜头上残存的二甲苯（防止二甲苯损伤油镜头）。

六、实验报告

根据观察结果，绘制大肠埃希菌、枯草杆菌及细菌三型微生物的形态，并注明放大倍数。

七、思考题

① 用油镜观察标本时应注意哪些问题？在装片和镜头之间滴加什么油？起什么作用？

② 试列表比较低倍镜、高倍镜及油镜各方面的差异。为什么在使用高倍镜及油镜时应特别注意避免粗准焦螺旋的误操作？

实验二　细菌的简单染色法

一、目的与要求

① 理解微生物涂片、染色的基本原理，掌握细菌的简单染色法。

② 初步认识细菌的形态特征，巩固油镜的使用方法和无菌操作技术。

二、基本原理

细菌的涂片和染色是微生物学实验中的一项基本技术。细菌的细胞小且透明，在普通的光学显微镜下不易识别，必须对它们进行染色。利用单一染料对细菌进行染色，使染色后的菌体与背景形成明显的色差，从而能更清楚地观察到其形态和结构。此法操作简便，适用于菌体一般形状和细菌排列方式的观察。

常用碱性染料进行细菌的简单染色，这是因为在中性、碱性或弱酸性溶液中，细菌细胞通常带负电荷，而碱性染料在电离时，其分子的染色部分带正电荷，因此碱性染料的染色部分很容易与细菌结合使细菌着色。染色后的细菌细胞与背景形成鲜明的对比，在显微镜下更易于被识别。常用于简单染色的染料有亚甲蓝、结晶紫、碱性品红等。

当环境 pH 值极度降低至细菌等电点以下导致菌体带正电荷时，酸性染料才可能通过静电吸引直接对菌体进行染色，即当细菌分解糖类产酸使培养基 pH 值下降至细菌等电点以下时，细菌所带正电荷增加，此时可用伊红、酸性品红或刚果红等酸性染料染色。

染色前必须固定细菌。其目的有二：一是杀死细菌并使菌体黏附于载玻片上；二是增加其对染料的亲和力。常用的有加热和化学固定两种方法。固定时尽量维持细胞原有的形态。

三、实验材料与用具

① 菌种：大肠埃希菌（*Escherichia coli*）24h 琼脂斜面、金黄色葡萄球菌（*Staphylococcus aureus*）24h 琼脂斜面。

② 染色剂：吕氏碱性亚甲蓝染液（或草酸铵结晶紫染液）、苯酚品红染液。

③ 仪器及用具：显微镜、酒精灯、废液缸、洗瓶、载玻片、接种环、玻片搁架、双层瓶（内装香柏油和二甲苯）、擦镜纸、吸水纸、滴瓶等。

四、实验步骤

1. 涂片

取两块洁净无油的载玻片，在无菌的条件下各滴一小滴生理盐水（或蒸馏水）于载玻片中央，用接种环以无菌操作，分别从金黄色葡萄球菌和大肠埃希菌 24h 琼脂斜面上挑取少许菌苔于水滴中，混匀并涂成薄膜。若用菌悬液（或液体培养物）涂片，可用接种环挑取 2～3 环直接涂于载玻片上。

注意：制片是染色的关键，只有载玻片干净无油迹，菌体才能涂布均匀；生理盐水和取菌不宜过多；涂片要涂抹均匀，不宜过厚。

无菌操作时注意：①无菌操作的试管，于开塞和塞口之前口部应通过酒精灯火焰二三次，以烧去可能附着于管口的微生物；②开口后的管口，应尽量靠近酒精灯火焰，试管应尽量放平，切忌管口向上及长时间暴露在空气中，以防污染；③接种环于每次接种使用前后，均应在火焰外焰灼烧灭菌（见图 2-1），接种前，必须待接种环冷却后，才能使用。

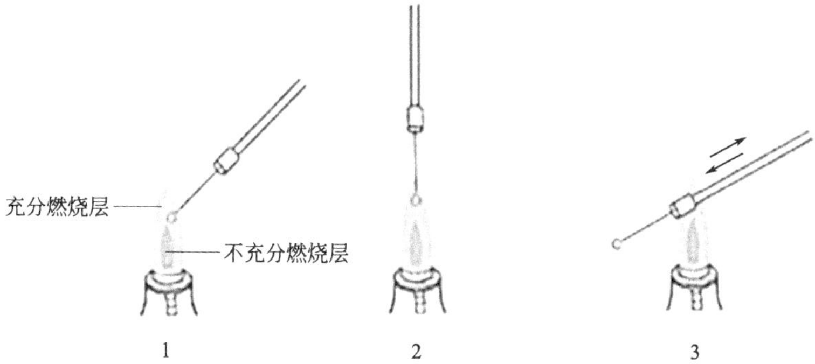

图 2-1 接种环的灼烧灭菌

2. 干燥

室温自然干燥，也可以将涂面朝上在酒精灯上方稍微加热，使其干燥。但切勿离火焰太近，因温度太高会破坏菌体形态。

3. 固定

如用加热干燥，固定与干燥合为一步，方法同“干燥”。

4. 染色

将玻片平放于废液缸上的玻片搁架上，滴加染液 1～2 滴于涂片上（染液刚好覆盖涂片薄膜为宜）。吕氏碱性亚甲蓝染液（或草酸铵结晶紫染液）染色 1～2min，苯酚品红染液染色约 1min。

5. 水洗

倾去染液，用自来水从载玻片一端轻轻冲洗，直至从涂片上流下的水呈无色为止。水洗时，不要用水流直接冲洗涂面。水流不宜过急、过大，以免涂片薄膜脱落。

6. 干燥

甩去玻片上的水珠自然干燥、电吹风吹干或用吸水纸吸干均可（注意勿擦去菌体）。

7. 镜检

涂片干燥后镜检。涂片必须完全干燥后才能用油镜观察。

五、注意事项

① 涂片时取菌量要适宜且要涂抹均匀，避免贪多造成菌体堆积而难以看清细胞个体形态，同时也应避免取菌量太少而难以在显微镜视野中找到细胞。

② 无菌操作取菌时一定要等接种环冷却后再取菌，以免高温使菌体变形。

③ 必须等涂片干燥后再加热固定，避免加热时间过长，否则细胞会破裂或变形。

六、实验报告

绘制简单染色后观察到的大肠埃希菌和金黄色葡萄球菌的形态图。

七、思考题

① 你认为制备细菌染色标本时，尤其应该注意哪些环节？

② 为什么要求涂片完全干燥后才能用油镜观察？

实验三　细菌的革兰氏染色法

一、目的与要求

① 学习并初步掌握革兰氏染色法。

② 了解革兰氏染色法的原理及其在细菌分类鉴定中的重要性。

二、基本原理

革兰氏染色法是1884年由丹麦病理学家Christain Gram创立的，而后一些学者在此基础上作了某些改进。革兰氏染色法是细菌学中最重要的鉴别染色法。

革兰氏染色法的基本步骤是：先用初染剂结晶紫进行染色，再用碘液媒染，然后用乙醇（或丙酮）脱色，最后用复染剂（如番红）复染。经此方法染色后，细胞保留初染剂蓝紫色的细菌为革兰氏阳性菌；如果细胞中初染剂被脱色剂洗脱而使细菌染上复染剂的颜色（红色），该菌则属于革兰氏阴性菌。

革兰氏染色法将细菌分为革兰氏阳性菌和革兰氏阴性菌，这一分类结果是由这两类细菌细胞壁的结构和组成不同决定的。实际上，当用结晶紫初染后，像简单染色法一样，所有细菌都会被染成初染剂的蓝紫色。碘作为媒染剂，能与结晶紫结合成结晶紫-碘复合物，从而增强染料与细菌的结合力。当用脱色剂处理时，两类细菌的脱色效果是不同的。革兰氏阳性菌的细胞壁主要由肽聚糖形成的网状结构组成，壁厚、类脂含量低，用乙醇（或丙酮）脱色时细胞壁脱水，肽聚糖层的网状结构孔径缩小，透性降低，从而使结晶紫-碘复合物不易被洗脱而保留在细胞内，经脱色和复染后仍保留初染剂的蓝紫色。革兰氏阴性菌则不同，由于其细胞壁肽聚糖层较薄、类脂含量高，所以当脱色处理时，类脂被乙醇（或丙酮）溶解，细胞壁透性增大，使结晶紫-碘复合物比较容易被洗脱出来，用复染剂复染后，细胞被染上复染剂的红色（见图3-1）。

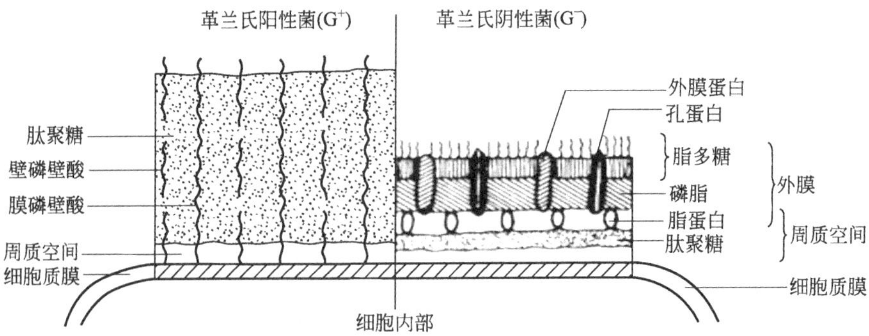

图3-1　革兰氏阳性菌与革兰氏阴性菌细胞壁结构图

革兰氏染色反应是细菌重要的鉴别特征，为保证染色结果的正确性，采用规范的染色方法是十分必要的。本实验将介绍被普遍采用的Hucker氏改良的革兰氏染色法。

三、实验材料与用具

① 菌种：大肠埃希菌（*Escherichia coli*）24h 牛肉膏蛋白胨琼脂斜面、金黄色葡萄球菌（*Staphylococcus aureus*）24h 牛肉膏蛋白胨琼脂斜面、枯草杆菌（*Bacillus subtilis*）12～18h 牛肉膏蛋白胨琼脂斜面。

② 染色剂及试剂：革兰氏染色液（草酸铵结晶紫染液、鲁氏碘液、95%乙醇溶液、番红复染溶液等）、无菌水、香柏油、二甲苯。

③ 仪器及用具：显微镜、酒精灯、接种环、载玻片、擦镜纸、镊子、染色缸、打火机等。

四、实验步骤

1. 制片

取菌种培养物常规涂片、干燥、固定，方法与细菌的简单染色法相同。

2. 初染

滴加草酸铵结晶紫染液（以刚好将菌膜覆盖为宜）染色 1～2min，水洗。

3. 媒染

用鲁氏碘液冲去残水，并用碘液覆盖约 1min，水洗。

4. 脱色

用滤纸吸去载玻片上的残水，将载玻片倾斜，在白色背景下，用滴管滴加 95%乙醇溶液进行脱色，直至流出的乙醇无紫色（20～30s），立即水洗。

5. 复染

用番红复染溶液复染约 2min，水洗。

6. 镜检

干燥后，用油镜观察。

菌体被染成蓝紫色的是革兰氏阳性菌，被染成红色的是革兰氏阴性菌。

7. 混合涂片染色

按上述方法，在同一载玻片上，以大肠埃希菌和枯草杆菌或大肠埃希菌和金黄色葡萄球菌做混合涂片，染色、镜检，并进行比较。

五、注意事项

① 要用处于活跃生长期的培养物进行革兰氏染色；涂片不宜过厚，以免脱色不完全造成假阳性；火焰固定不宜过热（以玻片不烫手为宜）。

② 乙醇脱色是革兰氏染色操作的关键环节。脱色不足，革兰氏阴性菌会被误染成革兰氏阳性菌；脱色过度，革兰氏阳性菌会被误染成革兰氏阴性菌。脱色时间一般为 20～30s。

六、实验报告

列表简述 3 株细菌的染色观察结果，说明各种菌的形状、颜色和革兰氏染色反应。

七、思考题

① 根据实验体会，你认为制备染色标本时，应注意哪些事项？

② 你认为哪些环节会影响革兰氏染色结果的正确性？其中最关键的环节是什么？

③ 现有一株细菌宽度明显大于大肠埃希菌的粗壮杆菌，请你鉴定其革兰氏染色反应。怎样运用大肠埃希菌和金黄色葡萄球菌为对照菌株进行涂片染色，以证明你的染色结果的正确性？你的染色结果是否正确？如果不正确，请说明原因。

④ 进行革兰氏染色时，为什么特别强调菌龄不能太老，用老龄细菌染色会出现什么问题？

⑤ 革兰氏染色时，初染前能加碘液吗？乙醇脱色后复染之前，革兰氏阳性菌和革兰氏阴性菌应分别是什么颜色？

⑥ 用于革兰氏染色的涂片为什么不能过于浓厚？其染色成败的关键一步是什么？

实验四 细菌的特殊染色

一、目的与要求

① 学习并掌握细菌芽孢染色法、荚膜染色法、鞭毛染色法。

② 学习并了解利用压滴法和悬滴法观察细菌的运动性。

二、基本原理

细菌的芽孢壁较细胞壁厚而致密，透性低，不易着色，也不易脱色，若用一般染色法只能使菌体着色而芽孢不着色，芽孢呈无色透明状。芽孢染色法就是基于细菌的芽孢和菌体对染料的亲和力不同，用不同的染料进行染色，使芽孢和菌体呈现不同的颜色而加以区别。所有的芽孢染色法都基于同一个原则：除了用着色力强的染料外，还需要加热，以促进芽孢着色。当芽孢着色时，菌体也会着色，然后水洗，芽孢染上的颜色难以渗出，而菌体会脱色。再用对比度强的染料对菌体复染，使菌体和芽孢呈现出不同的颜色，形成鲜明的对照，便于观察。

荚膜是包在细菌细胞壁外面的一层黏胶状或胶质状物质，成分为多糖、糖蛋白或多肽，与染料间的亲和力弱，不易着色，故通常采用负染色法染荚膜，即设法使菌体和背景着色而荚膜不着色，从而使荚膜在菌体周围呈一浅色或无色的透明圈。由于荚膜的含水量在 90% 以上，故染色时一般不加热固定，以免荚膜皱缩变形，影响观察结果。

细菌的鞭毛极细，直径一般为 10～20nm，超过了普通光学显微镜的分辨力，只有用电子显微镜才能观察到。但是，如采用特殊的染色法，将鞭毛直径加粗，则在普通光学显微镜下也能观察到。鞭毛染色的方法很多，但其基本原理相同，即在染色前先用媒染剂处理，让它沉积在鞭毛上，使鞭毛直径加粗，然后再进行染色。常用的媒染剂由鞣酸和氯化铁或硫酸铝钾等配制而成。

细菌是否具有鞭毛是细菌分类鉴定的重要特征之一。采用鞭毛染色法虽能观察到鞭毛的形态、着生位置和数目，但此法既费时又复杂。如果只需查清供试菌是否有鞭毛，可采用悬滴法或水封片法（即压滴法），直接在光学显微镜下检查活细菌是否具有运动能力，以此来判断细菌是否有鞭毛，此法较快速、简便。悬滴法是将菌液滴加在洁净的盖玻片中央，在其周边涂上凡士林，然后将它倒盖在有凹槽的载玻片中央，即可放置在普通光学显微镜下观察。水封片法是将菌液滴在普通的载玻片上，然后盖上盖玻片，置于显微镜下观察。细菌依赖鞭毛的运动方式，与鞭毛的排列形式和数目有关，但根据细菌的运动方式，对鞭毛的数目和排列方式只能做大致判断。单毛菌和丛毛菌多做直线运动，周毛菌多做翻转运动。依赖鞭毛的运动称为真性运动。无鞭毛细菌做左右颤动而不改变其位置，这种运动称为非真性运动，亦称布朗运动。

三、实验材料与用具

① 菌种：苏云金芽孢杆菌（*Bacillus thuringiensis*）或者枯草杆菌（*Bacillus subtilis*）36h 琼脂斜面、培养 3～5d 的胶质芽孢杆菌（*Bacillus mucilaginosus*，俗称“钾细菌”）（该菌在甘露醇作碳源的培养基上生长时，荚膜丰厚）、水稻黄单胞菌（*Xanthomonas oryzae*）、黏质沙雷菌（*Serratia marcescens*）或荧光假单胞菌（*Pseudomonas fluorescens*）12～16h 琼脂斜面、枯草杆菌（*Bacillus subtilis*）12～16h 琼脂斜面、金黄色葡萄球菌（*Staphylococcus aureus*）12～16h 琼脂斜面。

② 染色液和试剂：5%孔雀绿溶液、0.5%番红溶液、用滤纸过滤后的绘图墨水、品红染色液、黑素、6%葡萄糖溶液、1%结晶紫溶液、甲醇、硝酸银染色液 A 液（鞣酸 5g、$FeCl_3$ 1.5g、蒸馏水 100mL，溶解后加 1% NaOH 溶液 1mL 和 15%甲醛溶液 2mL）、硝酸银染色液 B 液（硝酸银 2g、蒸馏水 100mL）、Leifson 染色液、香柏油、二甲苯、凡士林、重铬酸钾、浓硫酸、乙醇。

③ 仪器及用具：小试管（75mm×10mm）、烧杯（300mL）、载玻片、凹载玻片、盖玻片、滴管、废液缸、玻片搁架、接种环、擦镜纸、吸水纸、镊子、记号笔、洗瓶、水浴锅、生物显微镜等。

四、实验步骤

1. 细菌芽孢染色

（1）改良的 Schaeffer 和 Fulton 氏染色法

① 制备菌液：加 1～2 滴无菌水于小试管中，用接种环从斜面上挑取 2～3 环菌体于试管中并充分打匀，制成浓稠的菌液。

② 加染色液：加 5%孔雀绿溶液 2～3 滴于小试管中，用接种环搅拌使染料与菌液充分混合。

③ 加热：将此试管浸于沸水浴中，加热 15～20min。

④ 涂片：用接种环从试管底部挑数环菌液于洁净的载玻片上，做成涂面，晾干。

⑤ 固定：将涂片通过酒精灯火焰 3 次。

⑥ 脱色：水洗直至流出的水中无孔雀绿颜色为止。

⑦ 复染：加番红溶液染色 5min 后，倾去染色液，不用水洗，直接用吸水纸吸干。

⑧ 镜检：先用低倍镜观察，再用高倍镜观察，最后用油镜观察。

结果：芽孢呈绿色，芽孢囊和菌体为红色。

（2）Schaeffer 与 Fulton 氏染色法

① 涂片：按常规方法将待检细菌制成一薄的涂片。

② 晾干固定：待涂片晾干后在酒精灯火焰上通过 2～3 次。

③ 染色：a. 加 5%孔雀绿溶液于涂片处（染料以铺满涂片为宜），然后将涂片放在铜板上，用酒精灯火焰加热至染液冒蒸气时开始计算时间，维持 15～20min。加热过程中要随时添加染色液，切勿让标本干涸。注意加热时温度不可太高。b. 待玻片冷却后，用水轻轻地冲洗，直至流出的水中无染色液为止。c. 用番红溶液染色 5min。d. 水洗、晾干或吸干。e. 先用低倍镜观察、再用高倍镜观察，最后在油镜下观察芽孢和菌体的形态。

结果：芽孢呈绿色，菌体为红色。

2. 细菌荚膜染色

细菌荚膜染色方法很多，其中湿墨水方法较简便，并且适用于各种有荚膜的细菌。如用相差显微镜检查则效果更佳。

（1）负染色法

① 制片：取洁净的载玻片一块，加蒸馏水一滴，取 2～3 环菌体放入水滴中混匀并

涂布。

② 干燥：将涂片放在空气中晾干或用电吹风冷风吹干。

③ 染色：在涂面上加品红染色液染色 2～3min。

④ 水洗：用水洗去品红染色液。

⑤ 干燥：将染色片放在空气中晾干或用电吹风冷风吹干。

⑥ 涂黑素：在染色涂面左边加一小滴黑素，用一边缘光滑的载玻片轻轻接触黑素，使黑素沿玻片边缘散开，然后向右一拖，使黑素在染色涂面上成为一薄层，并迅速风干。

⑦ 镜检：先用低倍镜观察，再用高倍镜观察。

结果：背景呈灰色，菌体呈红色，荚膜无色透明。

（2）湿墨水法

① 制菌液：加 1 滴墨水于洁净的载玻片上，挑 2～3 环菌体与其充分混合均匀。

② 加盖玻片：放一清洁盖玻片于混合液上，然后在盖玻片上放一张滤纸，向下轻压，吸去多余的菌液。注意加盖玻片时勿留气泡，以免影响观察。

③ 镜检：先用低倍镜观察，再用高倍镜观察。

结果：背景呈灰色，菌体较暗，在其周围呈现一明亮的透明圈，即为荚膜。

（3）干墨水法

① 制菌液：加 1 滴 6%葡萄糖溶液于洁净载玻片一端，挑 2～3 环胶质芽孢杆菌，与葡萄糖溶液充分混合，再加 1 滴墨水，充分混匀。

② 制片：左手执玻片，右手另拿一边缘光滑的载玻片，将载玻片的一边与菌液接触，使菌液沿玻片接触处散开，然后以 30°角，迅速而均匀地将菌液拉向玻片的一端，使菌液铺成一薄膜。

③ 干燥：空气中自然干燥。

④ 固定：用甲醇浸没涂片，固定 1min，立即倾去甲醇。

⑤ 干燥：在酒精灯上方，用文火干燥。

⑥ 染色：用结晶紫溶液染色 1～2min。

⑦ 水洗：用自来水轻洗，自然干燥。

⑧ 镜检：先用低倍镜观察，再用高倍镜观察。

结果：背景呈灰色，菌体呈紫色，荚膜呈一清晰透明圈。

3. 细菌鞭毛染色

（1）镀银法染色

① 清洗玻片：选择光滑无裂痕的玻片，最好选用新的。为了避免玻片相互重叠，应将玻片插在专用金属架上，然后将玻片置于洗衣粉过滤液（洗衣粉溶液煮沸后用滤纸过滤，以除去粗颗粒）中，煮沸 20min。取出稍冷后用自来水冲洗、晾干，再放入浓洗液中浸泡 5～6 天。浓洗液的成分是重铬酸钾 60g、浓硫酸 460mL、水 300mL。配制方法是将重铬酸钾溶解在温水中，冷却后再徐徐加入浓硫酸。使用前取出玻片，用自来水冲去残留的酸，再用蒸馏水洗。将水沥干后，放入 95%乙醇中脱水。

② 菌液的制备及制片：菌龄较老的细菌容易脱落鞭毛，所以在染色前应将待染细菌在新配制的牛肉膏蛋白胨培养基斜面上连续移接 3～5 代，要求培养基表面湿润，斜面基部含有冷凝水，以增强细菌的运动力。最后一代菌种放恒温箱中培养 12～16h。然后，用接种环挑取斜面与冷凝水交接处的菌液 3～5 环，移至盛有 1～2mL 无菌水的试管中，使菌液呈轻

度混浊。将该试管放在37℃恒温箱中静置10min，让幼龄菌的鞭毛松展开。放置时间不宜太长，否则鞭毛会脱落。然后，吸取少量菌液滴在洁净玻片的一端，立即将玻片倾斜，使菌液缓慢地流向另一端，用吸水纸吸去多余的菌液。让涂片自然干燥。

用于鞭毛染色的菌体也可用半固体培养基培养。方法是将0.3%～0.4%的牛肉膏琼脂培养基熔化后倒入无菌培养皿中，待凝固后，在平板中央点接活化了3～4代的细菌，恒温培养12～16h后，取扩散菌落边缘的菌体制作涂片。

③ 染色：a. 滴加A液，染色4～6min；b. 用蒸馏水充分洗净A液；c. 用B液冲去残留的蒸馏水，再加B液于玻片上，在酒精灯火焰上加热至冒气，维持0.5～1min，加热时应随时补充蒸发掉的染料，不可使玻片出现干涸区；d. 用蒸馏水洗，自然干燥。

④ 镜检：先用低倍镜观察，再用高倍镜观察，最后用油镜观察。

结果：菌体呈深褐色，鞭毛呈浅褐色。

（2）改良Leifson染色法

① 清洗玻片：同前。

② 配制染料：见附录Ⅰ。染料配好后过滤15～20次后染色效果才好。

③ 菌液的制备及涂片：a. 菌液的制备同前；b. 用记号笔在洁净的玻片上划分3～4个相等的区域；c. 放1滴菌液于第一个小区的一端，将玻片倾斜，让菌液流向另一端，并用滤纸吸去多余的菌液；d. 在空气中自然干燥。

④ 染色：a. 加染色液于第一区，使染料覆盖涂片。隔数分钟后再将染料加入第二区，依此类推，相隔时间可自行决定，其目的是确定最合适的染色时间，并且节约材料。b. 在没有倾去染料的情况下，用蒸馏水轻轻地冲去染料，否则会增加背景的沉淀。c. 自然干燥。

⑤ 镜检：先用低倍镜观察，再用高倍镜观察，最后再用油镜观察，观察时要多找一些视野。

结果：菌体和鞭毛均呈红色。

4. 细菌的运动性观察

① 制备菌液：在幼龄菌斜面上，滴加3～4mL无菌水，制成轻度混浊的菌悬液。

② 涂凡士林：取洁净无油的盖玻片1块，在其四周涂少量的凡士林。

③ 滴加菌液：加1滴菌液于盖玻片的中央，并用记号笔在菌液的边缘做一记号，以便在显微镜观察时，易于寻找菌液的位置。

④ 盖凹玻片：将凹玻片的凹槽对准盖玻片中央的菌液，将其轻轻地盖在盖玻片上，使两者贴在一起，然后翻转凹玻片，使菌液正好悬在凹槽的中央，再用铅笔或火柴棒轻轻压盖玻片，使玻片四周边缘闭合，以防菌液干燥。

若制水浸片，在载玻片上滴加一滴菌液，盖上盖玻片后即可置于显微镜下观察。

⑤ 镜检：先用低倍镜找到标记，再稍微移动凹玻片即可找到菌滴的边缘，然后将菌液移到视野中央用高倍镜观察。由于菌体是透明的，镜检时可适当缩小光圈或降低聚光器以增大反差，便于观察。镜检时要仔细辨别是细菌运动，还是分子做布朗运动，前者在视野下可见细菌自一处游动至他处，而后者仅在原处左右摆动。细菌的运动速度依菌种不同而异，应仔细观察。

结果：有鞭毛的枯草杆菌和荧光假单胞菌可看到活跃的活动，而无鞭毛的金黄色葡萄球菌不运动。

五、注意事项

① 芽孢染色所用的菌种要把握菌龄，一般培养 18～24h。

② 荚膜染色涂片不要加热固定，以免荚膜皱缩变形。

③ 采用荚膜背景染色加盖玻片时，请注意不要留气泡以免影响观察效果。

六、实验报告

① 绘出细菌芽孢染色中所用材料的芽孢和菌体的形态图。

② 绘出胶质芽孢杆菌的荚膜和菌体形态图，并注明各部位的名称。

③ 绘出细菌鞭毛染色中细菌的形态图。

④ 绘出细菌运动性观察实验中所看到的细菌的形态图，并用箭头表示其运动方向。

七、思考题

① 用简单染色法能否观察到细菌的芽孢？

② 若涂片中观察到的只是大量游离芽孢，很少看到芽孢囊及营养细胞，这是什么原因造成的？

③ 通过荚膜染色法染色后，为什么被包在荚膜里的菌体着色而荚膜不着色？

④ 用鞭毛染色法准确鉴定一株细菌是否具有鞭毛，要注意哪些环节？

⑤ 悬滴法中，为什么要涂凡士林？为什么加的菌液不能太多？如果发现显微镜视野内大量细菌向一个方向流动，你认为是什么原因造成的？

⑥ 使用改良的 Schaeffer 和 Fulton 氏染色法染色细菌芽孢时，为什么要先制成浓稠的菌液？

⑦ 负染色法实验中，涂片为什么不能在火焰上方烘干？

⑧ 干墨水法中，制菌液时为什么要加 6%葡萄糖溶液？

实验五　真菌形态的观察

一、目的与要求

① 观察并描述出酵母菌、真菌的平板菌落特征（群体形态）。

② 了解菌落在形态学鉴定上的重要性。

③ 了解观察酵母菌、常见霉菌形态特征（个体形态）的基本方法。

二、基本原理

真菌是具有真正细胞核的真核生物，包括酵母菌、霉菌和大型真菌三大类型。

酵母菌是单细胞的真核微生物，细胞核和细胞质有明显分化，个体比细菌大得多。酵母菌的形态通常有球状、卵圆状、椭圆状、柱状或香肠状等多种。其无性繁殖以芽殖为主，也有少数是裂殖，有些酵母菌能产生子囊孢子，有些能形成假菌丝。酵母菌的菌落似细菌菌落，但较大且厚，多呈白色，少数为红色。酵母菌在液体中生长可形成菌膜、菌环、沉淀和浑浊。酵母菌的结构较完善，即有细胞壁、细胞膜、细胞质、细胞核等结构。酵母菌的细胞形态、繁殖方式和培养特征均为菌种鉴定的依据。

霉菌菌丝较粗大，细胞易收缩变形，而且孢子很容易飞散，所以制标本时常用乳酸石炭酸棉蓝染色液。此染色液制成的霉菌标本片特点是：①细胞不变形；②具有杀菌防腐作用，且不易干燥，能保持较长时间；③溶液本身呈蓝色，有一定染色效果。

霉菌形态比细菌、酵母菌复杂，个体比较大，具有分枝的菌丝体和分化的繁殖器官。霉菌营养体的基本形态单位是菌丝，包括有隔菌丝和无隔菌丝。营养菌丝分布在营养基质的内部，气生菌丝伸展到空气中。营养菌丝体除基本结构以外，有的霉菌还有一些特化形态，例如假根、匍匐菌丝、吸器等。霉菌的繁殖菌丝体不仅包括无性繁殖结构，例如孢子囊（接合菌）、分生孢子头（半知菌）等，包裹其内或附着其上的有各类无性孢子（如孢囊孢子、分生孢子）；还包括有性繁殖结构，例如子囊果（子囊菌），其内的子囊形成有性孢子（子囊孢子）。在实验中要注意观察细胞的大小、菌丝构造和繁殖方式。

观察霉菌自然生长状态下的形态，常用载玻片培养法，此法是接种霉菌孢子于载玻片上的适宜培养基上，培养后用显微镜观察。此外，为了得到清晰、完整、保持自然状态的霉菌形态，还可利用玻璃纸透析培养法进行观察。此法是利用玻璃纸的半透膜特性及透光性，让霉菌生长在覆盖于琼脂培养基表面的玻璃纸上，然后将长菌的玻璃纸剪取一小片，贴放在载玻片上用显微镜观察。

三、实验材料与用具

① 菌种：酿酒酵母（*Saccharomyces cerevisiae*）试管斜面、黑根霉（*Rhizopus nigricans*）斜面、总状毛霉（*Mucor racemosus*）斜面、产黄青霉（*Penicillum chrysogenum*）斜面、黑曲霉（*Aspergillus niger*）斜面。

② 染色液：0.1%亚甲蓝染色液、乳酸石炭酸棉蓝染色液。

③ 培养基：马铃薯葡萄糖琼脂培养基（PDA）、酵母浸出粉胨葡萄糖琼脂培养基

(YEPD)、察氏培养基、麦氏(McCLary)培养基(醋酸钠培养基)。

④ 仪器及用具：接种针、接种环、解剖针、酒精灯、载玻片、盖玻片、无菌吸管、显微镜、U形棒、解剖刀、玻璃纸、滤纸等。

四、实验步骤

1. 酵母菌形态观察

(1) 啤酒酵母形态观察

取一洁净载玻片，在载玻片上滴一滴无菌水，用接种环挑取少许啤酒酵母菌苔置于无菌水中，用接种环轻轻划动，使其分散成云雾状薄层；另取一盖玻片，小心覆盖菌液。在显微镜下观察啤酒酵母细胞的形状、大小及出芽方式。

(2) 酵母菌细胞存活状态的检查

向载玻片上加一滴0.1%亚甲蓝染色液，用接种环挑取少许啤酒酵母菌苔置于亚甲蓝染色液液滴中，用接种环划动，使其分散均匀，加盖玻片，在显微镜下观察，死细胞呈蓝色，活细胞无色。

(3) 子囊孢子的观察

将啤酒酵母接种于YEPD中，于28～30℃恒温箱中培养24h，连续转接培养3次，再接种到McCLary斜面培养基上，25℃培养2周左右。用接种环挑取少许生长在McCLary斜面培养基上的啤酒酵母于载玻片上，制成涂片，干燥、固定、染色后，观察子囊孢子的形状和特点，以及每个子囊内的孢子数等。

2. 霉菌形态观察

(1) 水浸片观察法

① 倒平板：配制察氏培养基并灭菌后，倒平板，每皿倒20mL左右，凝固后使用。

② 接种与培养：将青霉、毛霉、曲霉、根霉等分别接种在不同的培养皿中，置于28～30℃的恒温箱中培养3～7天，观察霉菌的生长情况，直至长成较大菌落并布满孢子。

③ 制水浸片：于洁净载玻片上，滴一滴乳酸石炭酸棉蓝染色液，用解剖针从霉菌菌落的边缘处取少量带有孢子的菌丝置于染色液中，再细心地将菌丝挑散，小心地盖上盖玻片。置于显微镜下，先用低倍镜观察，必要时再换高倍镜。

④ 观察：a. 青霉形态观察，观察产黄青霉的菌丝及其分隔情况、分生孢子着生情况，辨认分生孢子梗、小梗及分生孢子。b. 毛霉形态观察，观察总状毛霉孢子的形状、颜色、大小、孢子囊、囊轴的形状，有无假根和匍匐菌丝。c. 曲霉形态观察，观察黑曲霉的分生孢子梗、足细胞、分生孢子的形状、颜色、大小，顶囊的形状，小梗排列，隔膜。d. 根霉形态观察：观察黑根霉的假根、匍匐枝、孢子囊柄、孢子囊以及孢囊孢子。

成功关键或注意事项：小心地盖上盖玻片，注意不要产生气泡。

(2) 载玻片培养法

① 将略小于培养皿底内径的滤纸放入皿内，再放上U形棒，其上放一洁净的载玻片，然后将两个盖玻片分别斜立在载玻片的两端，盖上皿盖，把数套(根据需要而定)如此装置的培养皿叠起，包扎好，1.05kg/cm^2，121.3℃灭菌20min或干热灭菌，备用(如图5-1所示)。

② 将6～7mL灭菌的马铃薯葡萄糖琼脂培养基倒入直径为9cm的灭菌培养皿中，待凝固后，用无菌解剖刀切成0.5～1cm^{2}的琼脂块，用刀尖铲起琼脂块放在已灭菌的培养皿内

的载玻片上，每片上放置 2 块。

③ 用灭菌的尖细接种针或装有柄的缝衣针，取一点（肉眼方能看见的）霉菌孢子，轻轻点在琼脂块的边缘，用无菌镊子夹着立在载玻片旁的盖玻片盖在琼脂块上，再盖上皿盖。

④ 在培养皿的滤纸上，加无菌的 20%甘油数毫升，至滤纸湿润即可停加。将培养皿置于 28℃培养一定时间后，取出载玻片置于显微镜下观察。

（3）玻璃纸透析培养观察法

① 向霉菌斜面试管中加入 5mL 无菌水，洗下孢子，制成孢子悬液。

② 用无菌镊子将已灭菌的、直径与培养皿相同的圆形玻璃纸覆盖于察氏培养基平板上。

③ 用 1mL 无菌吸管吸取 0.2mL 孢子悬液于上述玻璃纸平板上，并用无菌玻璃刮棒涂抹均匀。

④ 置于 28℃温室培养 48h 后，取出培养皿，打开皿盖，用镊子将玻璃纸与培养基分开，再用剪刀剪取一小片玻璃纸置于载玻片上，用显微镜观察。

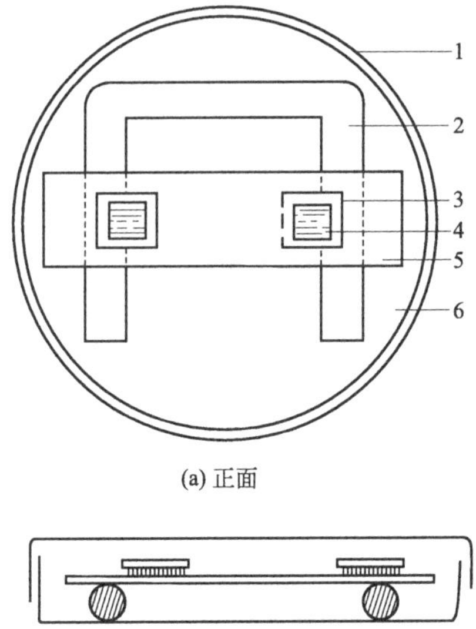

(a) 正面

(b) 侧面

图 5-1　载玻片培养法示意图

1—培养皿；2—U 形棒；3—盖玻片；4—培养物；5—载玻片；6—保湿用滤纸

五、注意事项

① 用于活化酵母菌的培养基要新鲜、表面湿润。

② 在酵母产孢子培养基上加大接种量，可提高子囊形成率。

③ 在水浸片观察法中，用镊子取菌和用解剖针分散菌丝时要细心，尽量减少菌丝断裂及形态被破坏，盖盖玻片时避免气泡产生。

④ 在载玻片培养法中，注意无菌操作，接种量要少并尽可能将分散孢子接种在琼脂块边缘，避免培养后菌丝过于密集影响观察。

六、实验报告

① 绘出观察到的酵母菌及子囊孢子，并注明各部分名称。

② 绘出观察到的各种霉菌，并注明各部分结构名称。

③ 列表（填入表 5-1）比较根霉、毛霉、青霉与曲霉在形态结构上的异同。

表 5-1　真菌形态结构差异

种类	菌丝特征，有无隔膜	繁殖方式
根霉		
毛霉		
青霉		
曲霉		

七、思考题

① 酵母菌与细菌在细胞形态、结构上有何区别？如何区分长在同一平板上的酵母菌和细菌？

② 为什么在观察霉菌个体形态时要连同培养基一起挑起？

实验六 放线菌的观察

一、目的与要求

① 学习并掌握放线菌形态结构的观察方法。

② 观察放线菌的菌落特征、个体形态及其繁殖方式。

二、基本原理

放线菌的细胞壁结构与细菌类似，其菌体（包括营养菌丝、气生菌丝、孢子丝）也可通过苯酚品红或碱性亚甲蓝等染料着色——碱性染料的阳离子能与菌体细胞壁中带负电的成分（如肽聚糖）结合，使菌体在显微镜下呈现清晰形态。放线菌的孢子丝形状和孢子排列情况是放线菌分类的重要依据，因此，需要在染色观察前，最大程度保留放线菌自然生长状态下的菌丝形态与孢子排列，避免因操作破坏结构。

为了满足这一要求，实验中常用插片法、印片染色法（压印法）、埋片法三种制片技术，其原理分别如下：

1. 压印法

将生长有放线菌的培养基表面（含成熟的孢子丝和孢子）直接与载玻片轻轻接触压印，使菌体（尤其是孢子丝和孢子）完整转移到载玻片上，再通过苯酚品红或碱性亚甲蓝染色。由于过程中无机械研磨或冲洗破坏，孢子在孢子丝上的自然排列状态可完全保留，适用于快速观察孢子排列特征。

2. 插片法

该方法针对放线菌“营养菌丝埋于培养基、气生菌丝和孢子丝直立生长”的特点，在放线菌接种培养时，将无菌盖玻片斜插入培养基（插入深度约 1/2），培养过程中，放线菌的营养菌丝会沿盖玻片内壁向培养基内生长，气生菌丝则沿盖玻片外壁向上延伸并形成孢子丝。制片时只需取出盖玻片、直接染色，即可在显微镜下观察到放线菌从营养菌丝到孢子丝的完整立体形态，且孢子排列不受操作干扰，适用于观察菌丝发育与孢子形成的动态过程。

3. 埋片法

此方法是插片法在培养基内观察的延伸，是将放线菌接种到固体培养基表面后，取一块无菌盖玻片（或载玻片）直接覆盖在接种区域（使菌体埋于盖玻片与培养基之间），培养后菌体在“封闭微环境”中生长，营养菌丝、气生菌丝和孢子丝均紧贴盖玻片下方生长。制片时无需移动菌体，直接取下盖玻片染色即可观察。其优势是能避免外界污染对菌体形态的影响，同时保留孢子丝在培养基表面的自然分布与排列，适用于对洁净度要求较高的形态观察实验。

三、实验材料与用具

① 菌种：灰色链霉菌（*Streptomyces griseus*）培养物、天蓝色链霉菌（*Streptomyces coelicolor*）培养物、细黄链霉菌（*Streptomyces microflavus*）培养物。

② 染色液：苯酚品红染色液（或结晶紫染色液）。

③ 培养基：高氏1号培养基。

④ 仪器及用具：培养皿、玻璃纸、载玻片、盖玻片、无菌滴管、镊子、接种环、小刀（或刀片）、吸水纸、擦镜纸、酒精灯、水浴锅、显微镜、超净工作台、恒温培养箱。

四、实验步骤

1. 插片法

① 倒平板：将高氏1号培养基熔化后，倒10～12mL左右于灭菌培养皿内，凝固后使用。

② 插片：将灭菌的盖玻片以45°插入培养皿内的培养基中，插入深度为1/2或1/3。

③ 接种与培养：用接种环将菌种接种在盖玻片与琼脂相接的沿线上，置于28℃培养3～7d。

④ 观察：培养后菌丝体生长在培养基及盖玻片上，小心用镊子将盖玻片抽出，轻轻擦去生长较差的一面的菌丝体，将菌丝体生长良好的一面朝向载玻片，压放于载玻片上。直接在显微镜下观察。

2. 压印法

① 制备放线菌平板：倒平板同插片法。在凝固的高氏1号培养基平板上用平板划线分离法得到单一的放线菌菌落。

② 挑取菌落：用灭菌的小刀（或刀片）挑取一小块有单一菌落的培养基，放在洁净的载玻片上。

③ 印片：用镊子取一洁净盖玻片，在火焰上稍微加热（注意别将盖玻片烤碎），然后把盖玻片放在带菌落的培养基小块上，再用镊子轻轻压几下，使菌落的部分菌丝体压印在盖玻片上。注意不要使培养基在玻片上滑动，否则会打乱孢子丝的自然形态。

④ 染色：将印有放线菌的涂面朝上，通过酒精灯火焰2～3次加热固定，用苯酚品红染色1min，水洗后晾干。

⑤ 观察：将制好的玻片置于显微镜下观察，先用低倍镜后用高倍镜，最后用油镜观察孢子丝、孢子的形态及孢子排列情况。

3. 埋片法

① 倒平板：倒平板同插片法。

② 接种与培养：在已凝固的琼脂平板上用灭菌小刀切出两条小槽，宽度小于1.5cm。把放线菌接种在小槽边上，盖上已灭菌的盖玻片1～2片，盖好培养皿盖。将制作好的平板放在28℃恒温箱培养3～4d。

③ 观察：取出培养皿，可以打开皿盖，将培养皿直接置于显微镜下观察；也可以取下盖玻片，将其放在洁净载玻片上，放在显微镜下观察。

五、注意事项

① 用显微镜观察时最好用较暗的光线，先用低倍镜找到适当视野再换高倍镜观察。

② 印片时注意将盖玻片垂直放下和取出，以防盖玻片水平移动而破坏放线菌的自然形态。

六、实验报告

① 绘图并描述观察到的自然生长状态下放线菌的形态。

② 观察并绘制放线菌的营养菌丝、气生菌丝、孢子丝及孢子形态。

③ 比较不同放线菌菌落形态和菌丝形态的异同（填入表 6-1）。

表 6-1 不同放线菌的异同

菌种	大小	形状	边缘	表面性状	表面光泽	颜色	质地和干湿度
灰色链霉菌							
天蓝色链霉菌							
细黄链霉菌							

七、思考题

① 在高倍镜下如何区分放线菌的基内菌丝和气生菌丝？

② 比较实验中采用的几种观察方法的优缺点。

实验七 微生物大小的测定

一、目的与要求

① 学习显微测微尺的使用和计算方法。

② 掌握用显微测微尺测量细菌和酵母菌大小的方法。

③ 增强对微生物个体大小的认识。

二、基本原理

每一种微生物在一定条件下，有其相对固定的大小形态。微生物细胞大小，是其基本的形态特征之一，也是分类鉴定的依据之一。

微生物大小测定可用显微测微尺测量。显微测微尺分为镜台测微尺和目镜测微尺两部分（如图 7-1 所示）。

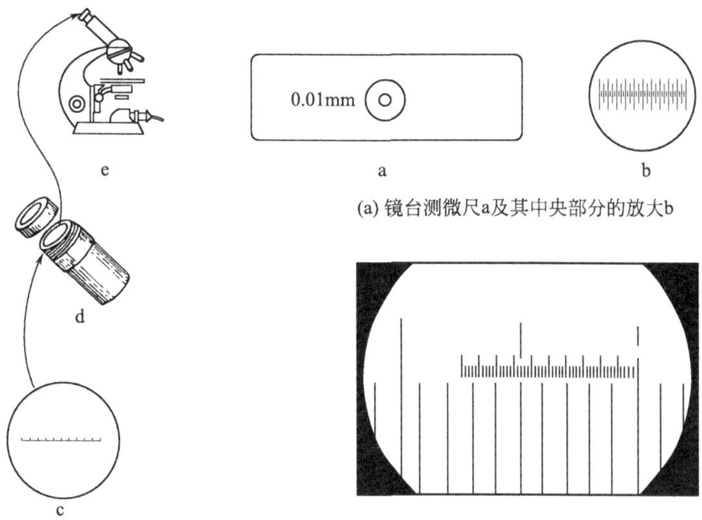

(a) 镜台测微尺a及其中央部分的放大b

(b) 目镜测微尺c及其安装在目镜d上再装在显微镜e上的方法

(c) 镜台测微尺校正目镜测微尺时的情况

图 7-1 目镜测微尺及镜台测微尺示意图

1. 镜台测微尺

镜台测微尺是一块载玻片，中央部分贴有一块刻有精确等分线的圆形盖片。每一刻度间距为 10μm，总长度为 1mm，即把 1mm 等分为 100 格，专门用于校正目镜测微尺的实际数值。

2. 目镜测微尺

目镜测微尺是一块可放入目镜的特定圆形玻璃片。玻璃片中央是一个细长带刻度的尺，等分成 50 或 100 小格，测量时将其放在目镜隔板上。目镜测微尺只是测量显微镜放大后的物像。由于不同显微镜的放大倍数不同，故目镜测微尺每格实际代表长度随显微镜的不同而不同。因此在使用前必须用镜台测微尺校正，以求得在一定物镜及目镜等光学系统下，目镜测微尺每格所代表的实际长度。

三、实验材料与用具

① 菌种：大肠埃希菌（*Escherichia coli*）、金黄色葡萄球菌（*Staphylococcus aureus*）、枯草杆菌（*Bacillus subtilis*）、酿酒酵母（*Saccharomyces cerevisiae*）的斜面培养物。

② 试剂：香柏油、二甲苯。

③ 仪器及用具：显微镜、镜台测微尺、目镜测微尺、酒精灯、擦镜纸等。

四、实验步骤

1. 目镜测微尺的标定

① 安装显微测微尺：将目镜测微尺装入目镜，有刻度的一面朝下，将镜台测微尺有刻度的一面朝上置于载物台上。

② 目镜测微尺的校正：先用低倍镜观察，调焦至能清晰看到镜台测微尺后，换为高倍镜或油镜，使目镜测微尺的刻度和镜台测微尺刻度平行。移动镜台测微尺，使目镜测微尺与镜台测微尺在某一区间内的两对刻度线完全重合，然后分别计数两对重合刻度线间各自所占格数，通过以下公式计算：

目镜测微尺每小格长度（μm）＝两对重合刻度线之间镜台测微尺所占格数×10/两对重合刻度线之间目镜测微尺所占格数

2. 微生物大小的测定

取下镜台测微尺，将染色载玻片放在载物台上，先用低倍镜观察，后换高倍镜或油镜观测，测定微生物菌体长和宽所占目镜测微尺的小格数，测得格数乘以已标定的目镜测微尺每小格所代表的长度，即为该菌体的实际大小。测定 10～20 个菌体大小，求出平均值。

3. 测定完毕后处理

测定完毕后，取出目镜测微尺，用擦镜纸将目镜测微尺和镜台测微尺擦拭干净，放回原处保存。目镜镜头放回镜筒。如用油镜测量，油镜的护理参照实验一。

五、注意事项

① 镜台测微尺的玻片很薄，在用油镜标定时，要格外注意，以免压碎镜台测微尺或损坏镜头。

② 标定目镜测微尺时要注意准确对正目镜测微尺与镜台测微尺的刻度线。

六、实验报告

① 将目镜测微尺校正的结果填入表 7-1。

表 7-1 目镜测微尺的校正

放大倍数 目镜×物镜	两对重合刻度线之间格数		目镜测微尺每小格 代表的实际长度/μm
	目镜测微尺	镜台测微尺	
10×10			
10×40			

续表

放大倍数 目镜×物镜	两对重合刻度线之间格数		目镜测微尺每小格 代表的实际长度/μm
	目镜测微尺	镜台测微尺	
10×100			
16×10			
16×40			

② 将微生物细胞大小值填入表 7-2。

表 7-2　微生物细胞大小

微生物名称		1	2	3	4	5	6	7	8	9	10	平均值
大肠埃希菌	长度											
	宽度											
金黄色葡萄球菌	长度											
	宽度											
枯草杆菌	长度											
	宽度											
酿酒酵母	长度											
	宽度											

七、思考题

为什么改变目镜和物镜放大倍数时，必须要用镜台测微尺对目镜测微尺重新标定？

实验八 微生物数量的测定

一、目的与要求

① 了解几种常用微生物数量测定方法的原理。

② 掌握用血球计数板直接测定微生物数量的方法。

③ 学习平板菌落计数法的基本原理和方法。

二、基本原理

测定微生物数量的方法有多种，常分为直接计数法和间接计数法两大类。直接计数法包括显微直接计数法、比浊法、电子计数器计数法等多种方法。间接计数法包括平板菌落计数法、生理指标测定法、最大概率数（MPN）法等几种方法。其中，显微直接计数法和平板菌落计数法是微生物数量测定中最常用的两种方法。

显微直接计数法适用于各种含单细胞菌体的纯培养悬浮液。菌体较大的酵母菌或霉菌孢子可采用血球计数板计数，一般细菌则采用细菌计数板计数。两种计数板的原理和部件相同，只是细菌计数板较薄，可以使用油镜观察；而血球计数板较厚，不能使用油镜观察。血球计数板是一块特制的厚载玻片，载玻片上有 4 条槽构成 3 个平台。中间的平台较宽，其中间又被一短横槽分隔成两半，每个半边上面各有一个方格网。每个方格网共分 9 大格，其中间的一大格（又称为计数室）常被用作微生物的计数（见图 8-1）。

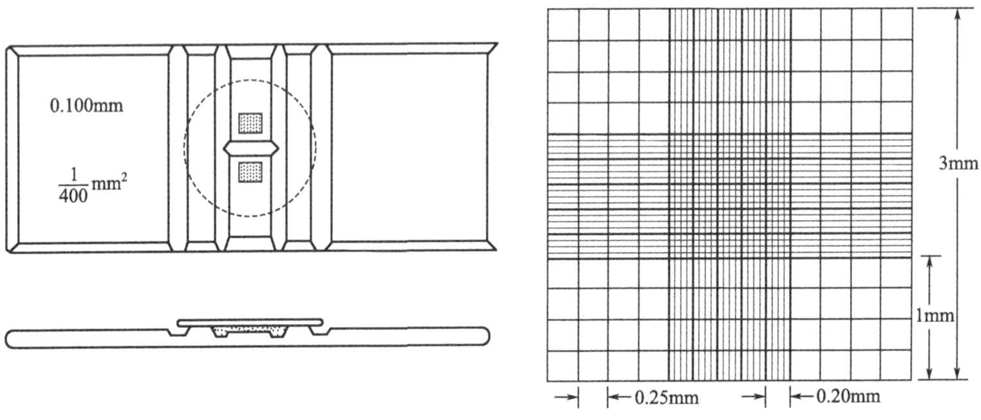

(a) 计数板的正面和侧面图 (b) 放大后的方格网，中间为计数室

图 8-1 血球计数板

计数室的刻度有两种：一种是一个大方格分为 16 个中方格，而每个中方格又分成 25 个小方格；另一种是一个大方格分成 25 个中方格，而每个中方格又分成 16 个小方格（见图 8-2）。不管计数室是哪一种构造，它们都有一个共同特点，即每个大方格都由 400 个小方格组成。每个大方格边长为 1mm，则每一大方格的面积为 $1mm^2$，每个小方格的面积为（1/400）mm^2，盖上盖玻片后，盖玻片与计数室底部之间的高度为 0.1mm，所以每个计数室（大方格）的体积为 $0.1mm^3$，每个小方格的体积为 $(1/4000)mm^3$。使用血球计数板直接计数时，

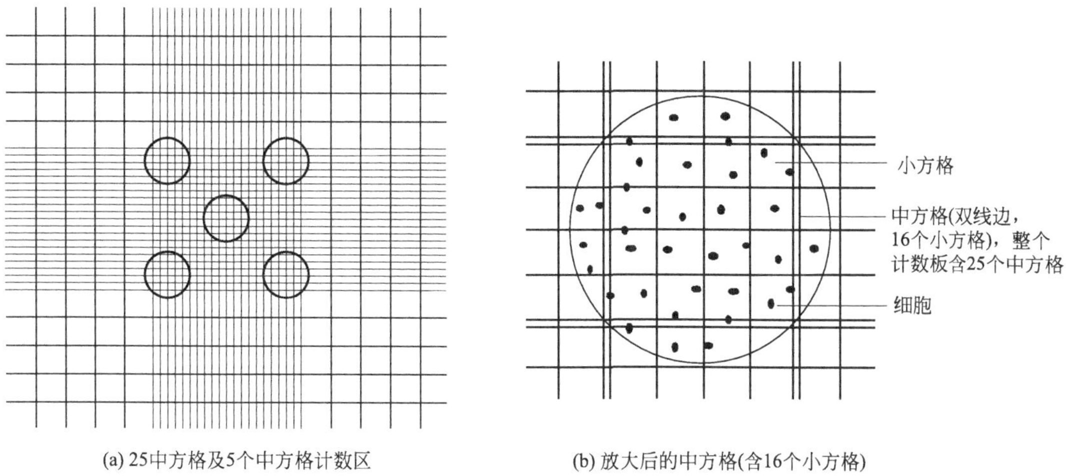

图 8-2 高倍镜下 25 中方格（16 小方格）型计数室

先要测定每个小方格（或中方格）中微生物的数量，再换算成每 1mL 菌液（或每 1g 样品）中微生物细胞的数量。

平板菌落计数法的操作流程为：将待测样品适当稀释，使其中的微生物充分分散为单个细胞，取一定量的稀释液接种到平板上，经过培养，每个单细胞生长繁殖而形成肉眼可见的菌落，即一个单菌落可代表原样品中的一个单细胞。统计菌落数，根据其稀释倍数和取样接种量即可换算出样品中的含菌数。但是，由于待测样品往往不易完全分散成单个细胞，所以，长成的一个单菌落也可能来自样品中的 2～3 个或更多个细胞。因此，平板菌落计数法的结果往往偏低。为了清楚地阐述平板菌落计数法的结果，现在已倾向使用菌落形成单位（cfu）而不以绝对菌落数来表示样品的活菌含量。平板菌落计数法是使不可见的微生物在人工培养基平板上生长成为可见的菌落，从而可用肉眼进行观察、计数的方法，较其他方法直观准确，是一种经典的检测活菌数的方法，也是目前国际上通用的方法。

三、实验材料与用具

① 菌种：酿酒酵母（*Saccharomyces cerevisiae*）48h 麦芽汁斜面、大肠埃希菌（*Escherichia coli*）24h 琼脂斜面。

② 仪器及用具：血球计数板、毛细吸管、试管、微量移液器、超净工作台、恒温培养箱、接种环、吸水纸等。

四、实验步骤

1. 显微直接计数法

① 制备菌悬液：取无菌生理盐水加到酿酒酵母斜面中，制备浓度适当的菌悬液。

② 加样：取洁净的血球计数板一块，在计数室上盖上一块盖玻片。将菌悬液充分摇匀，用毛细滴管吸取少许，从计数板中间平台两侧的沟槽内沿盖玻片的右上角滴入一小滴（不宜过多），使菌液沿两玻片间自行渗入计数室，操作时注意避免产生气泡，并用吸水纸吸去沟槽中流出的多余菌液。

③ 计数：在低倍镜下找到计数室后，再转换高倍镜观察计数。计数时用 16 中方格的计

数板，要按对角线方位，取左上、左下、右上、右下的4个中方格（即100小方格）的酵母菌数。如果是25中方格计数板，除数上述四格外，还需数中央1中方格的酵母菌数（即80小方格）。由于菌体在计数室中处于不同的空间位置，要在不同的焦距下才能看到，因而观察时必须不断调节微调螺旋，才能数到全部菌体，防止遗漏。如菌体位于中方格的双线上，计数时则数上线不数下线，数左线不数右线，以减少误差。每个样品重复计数2～3次，取其平均值。以25中方格计数板为例，设5个中方格的总菌数为A，菌液稀释倍数为B，按下述公式可计算出每毫升菌液所含酵母菌细胞数。

$$1\text{mL 菌液中的总菌数}=(A/5)\times 25\times 10^4\times B=50000A\times B(\text{个}) \quad (8\text{-}1)$$

④ 清洗计数板：测数完毕，取下盖玻片，将血球计数板在水龙头上用水柱冲洗，切勿用硬物洗刷或抹擦，以免损坏网格刻度。镜检观察每小格内是否有残留菌体或其他沉淀物。若不干净，则必须重复洗涤至干净为止。洗净后自行晾干或用吹风机吹干，放入盒内保存。

2. 平板菌落计数法

（1）无菌器材的准备

① 无菌培养皿：取培养皿9套，包扎、灭菌。

② 无菌吸头的准备：取1mL吸头放入吸头盒内灭菌。

③ 无菌水：取6支试管，分别装入4.5mL蒸馏水，加棉塞，灭菌。

（2）样品稀释液的制备

① 编号：取无菌培养皿9套，分别用记号笔标明10^{-4}、10^{-5}、10^{-6}（稀释度）（各3套）。另取6支盛有4.5mL无菌水的试管，依次标为10^{-1}、10^{-2}、10^{-3}、10^{-4}、10^{-5}、10^{-6}。

② 稀释：精确吸取0.5mL已经充分混匀的菌悬液（待测样品）至标有10^{-1}的试管中，此即为10倍稀释。将10^{-1}试管置于试管振荡器上振荡，使菌液充分混匀。精确吸取0.5mL 10^{-1}菌液至标有10^{-2}的试管中，此即为100倍稀释。……依次类推，直至获得10^{-6}稀释液。

（3）加样

用无菌吸头按无菌操作要求吸取10^{-6}稀释液各1mL放入标有10^{-6}的3个平板中，同法吸取10^{-5}稀释液各1mL放入标有10^{-5}的3个平板中，再吸取10^{-4}稀释液各1mL放入标有10^{-4}的3个平板中。然后在9个平板中分别倒入已熔化并冷却至45～50℃的无菌培养基，轻轻转动平板，使菌液与培养基混合均匀，冷凝后倒置，适温培养，长出菌落后即可计数。

（4）计数

培养48h后，取出培养平板，算出同一稀释度3个平板上的菌落平均数，并按下列公式进行计算：

$$\text{每 1mL 中菌落形成单位(cfu)}=\text{同一稀释度 3 次重复的平均菌落数}\times\text{稀释倍数} \quad (8\text{-}2)$$

五、注意事项

① 首先检查血球计数板是否干净。

② 计数室的线条是无色的，活细胞是透明的，在进行计数观察时应适当减低视野亮度，以增加反差，便于观察。

③ 观察时，应先在低倍镜下寻找到方格网中计数室的位置，将其移到视野中央，再换

高倍镜观察和计数。计数室内不能有气泡。

六、实验报告

1. 实验结果

① 将显微直接计数法结果填入表 8-1。

表 8-1　显微直接计数法计数结果

<table>
<tr><th rowspan="2">计数</th><th colspan="5">中方格菌数</th><th rowspan="2">总菌数</th><th rowspan="2">两室
平均值</th><th rowspan="2">稀释
倍数</th><th rowspan="2">菌数
/(个/mL)</th></tr>
<tr><th>1</th><th>2</th><th>3</th><th>4</th><th>5</th></tr>
<tr><td>第一室</td><td></td><td></td><td></td><td></td><td></td><td></td><td rowspan="2"></td><td rowspan="2"></td><td rowspan="2"></td></tr>
<tr><td>第二室</td><td></td><td></td><td></td><td></td><td></td><td></td></tr>
</table>

② 将平板菌落计数法结果填入表 8-2。

表 8-2　平板菌落计数法计数结果

<table>
<tr><td>稀释度</td><td colspan="4">10^{-4}</td><td colspan="4">10^{-5}</td><td colspan="4">10^{-6}</td></tr>
<tr><td rowspan="2">菌落数</td><td>1</td><td>2</td><td>3</td><td>平均</td><td>1</td><td>2</td><td>3</td><td>平均</td><td>1</td><td>2</td><td>3</td><td>平均</td></tr>
<tr><td></td><td></td><td></td><td></td><td></td><td></td><td></td><td></td><td></td><td></td><td></td><td></td></tr>
<tr><td>1g(1mL)样品活菌数/cfu</td><td colspan="4"></td><td colspan="4"></td><td colspan="4"></td></tr>
</table>

2. 讨论

针对实验原理、步骤、现象进行讨论。

七、思考题

试比较平板菌落计数法和显微直接计数法的优缺点及应用。

实验九 培养基的制备

一、目的与要求

① 了解培养基的配制原理。

② 掌握培养基配制的一般方法和步骤。

③ 学习常用的几种人工培养基的配制程序。

二、基本原理

在实验室中配制的适合微生物生长繁殖或代谢的任何营养基质，都叫作培养基（Medium）。培养基的种类很多，按物质组成可分为：天然培养基（Natural Medium）、半合成培养基（Semisynthetic Medium）、合成培养基（Synthetic Medium）；按性质和用途可分为：基础培养基（Basal Medium）、营养培养基（Enriched Medium）、鉴别培养基（Differential Medium）、选择培养基（Selective Medium）、特殊培养基（Special Medium）；按物理性状可分为：液体培养基（Liquid Medium）、半固体培养基（Semi-Solid Medium）、固体培养基（Solid Medium）和脱水培养基（Dehydrated Medium）。其中：①液体培养基，即所配制的培养基是液态的，其中的成分基本上溶于水，没有明显的固形物，液体培养基营养成分分布均匀，易于控制微生物的生长代谢状态。②固体培养基，在液体培养基中加入适量的凝固剂即成固体培养基。常用作凝固剂的物质有琼脂、明胶、硅胶等，以琼脂最为常用。一般加入1.5%～2%的琼脂。固体培养基在实际中用得十分广泛。在实验室中，它可用于微生物的分离、鉴定、检验杂菌、计数、保藏、生物测定等方面。③半固体培养基，如果把少量的凝固剂加到液体培养基中，就制成了半固体培养基。以琼脂为例，用量在0.2%～0.8%之间。根据不同的实验目的或微生物类型可选择不同类型的培养基。

虽然培养基种类繁多，但一般都含有微生物生长繁殖所必需的碳源、氮源、生长因子、无机盐、水等成分。不同的微生物对生活环境pH值要求不同，在配制培养基时还需调整培养基的pH值。

三、实验材料与用具

① 试剂：牛肉膏、蛋白胨、氯化钠、蒸馏水、琼脂、1mol/L盐酸、1mol/L氢氧化钠等。

② 仪器及用具：天平、高压蒸汽灭菌锅、干燥箱、试管、锥形瓶、烧杯、量筒、玻棒、药匙、玻璃漏斗、pH试纸（5.5～9.0）、滤纸、棉花、称量纸、牛皮纸、记号笔、棉线、纱布、培养皿等。

四、实验步骤

牛肉膏蛋白胨培养基的配方见附录Ⅱ，制备方法如下。

（1）培养基成分的称取

根据用量按比例依次称取成分，牛肉膏常用玻棒挑取，放在小烧杯或表面皿中称量，用热水熔化后倒入烧杯，蛋白胨易吸湿，称量时要迅速。

培养基的各种成分必须精确称取并要注意防止错乱，最好一次完成，不要中断。可将配方置于手边，每称完一种成分即在配方上做出记号。将所需称取的药品一次取齐，置于左侧，每种成分称取完毕后，即移放于右侧。完全称取完毕后，还应进行一次检查。

（2）溶解

在烧杯中加入少于配方量的水，逐一加入各成分，搅拌使其溶解。药品完全溶解后，补水至所需体积。如为固体或半固体培养基，在液体培养基溶解的基础上加入1.5%～2%或0.2%～0.8%的琼脂，煮沸熔化琼脂，熔化过程需不断搅拌。随后补足所需水分。

（3）调培养基pH值

用精密pH试纸（或pH电位计、氢离子浓度比色计）测量培养基的原始pH值，如不符合需要，可用1mol/L NaOH或1mol/L HCl进行调节，直到调节到配方要求的pH值为止。

注：因培养基在加热溶解过程中pH值易发生变化，培养基各成分完全溶解后，应进行pH值的初步调正。例如，牛肉浸液约可降低pH值0.2。因此，操作者应注意测量实际pH值，结合培养基目标pH值进行调整。pH值调整后，还应将培养基煮沸数分钟，以利于培养基中沉淀物的析出。

（4）培养基的过滤

用滤纸、纱布或棉花趁热将已配好的培养基过滤。液体培养基必须绝对澄清，琼脂培养基也应透明无显著沉淀，因此，须采用过滤或其他澄清方法以达到此项要求。

（5）培养基的分装

用玻璃漏斗、橡胶管及弹簧夹制作分装装置（见图9-1），将培养基趁热加至漏斗中进行分装。如果要制作斜面培养基，须将培养基分装于试管中，装试管时，固体培养基分装量不要超过试管高度的1/5，灭菌后斜放；半固体培养基分装量应以试管高度的1/3为宜，灭菌后垂直摆放；如果要制作平板培养基或液体、半固体培养基，则须将培养基分装于锥形瓶内，分装至锥形瓶的量一般以其容积的1/2为宜。注意管口不要沾上培养基。

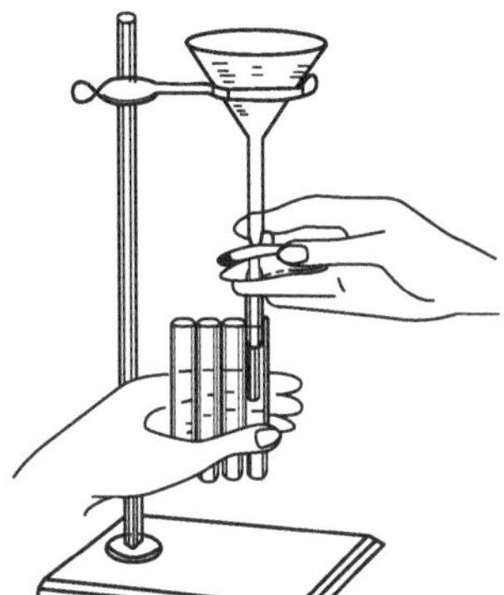

图9-1 培养基的分装

（6）加棉塞

分装完毕后，需要用棉塞堵住管口或瓶口。堵棉塞的主要目的是过滤空气，避免污染。棉塞应采用普通新鲜、干燥的棉花制作，不要用脱脂棉，以免因脱脂棉吸水使棉塞无法使用。棉塞不要过紧过松，塞好后，以手提棉塞，管、瓶不下落为宜。棉塞的2/3应在管内或瓶内，上端露出少许棉花便于拔取。

（7）包扎

① 培养皿：洗净的培养皿烘干后根据需要叠在一起，用牢固的纸卷成一筒，装入特制的铁桶中，然后进行灭菌。

② 试管和锥形瓶：试管和锥形瓶都需要合适的棉塞。棉塞的制作方法见图9-2，根据试管

或锥形瓶口径大小，取适量市售棉花（不可用脱脂棉），铺成近方形或圆形片状，将近方形的棉花块的一角向内折成五边形，用拇指和食指将五边形状的下脚折起，然后双手卷起棉塞成圆柱状，使柱状内的棉絮心较紧，在卷折的圆柱状棉塞的基础上，将另一角向内折叠后继续卷折棉塞成形。这时手指稍竖起旋转棉塞，使塞外边缘的棉絮绕缚在棉塞柱体上，从而使棉塞外型光洁如幼蘑菇状态，棉塞的长度应不小于管口直径的 2 倍，约 2/3 塞进管口（见图 9-3），要松紧适宜，紧贴管内壁而无缝隙。对于较粗的试管棉塞，若在其外再包上一层纱布，则既增加美感，又可延长其使用寿命。

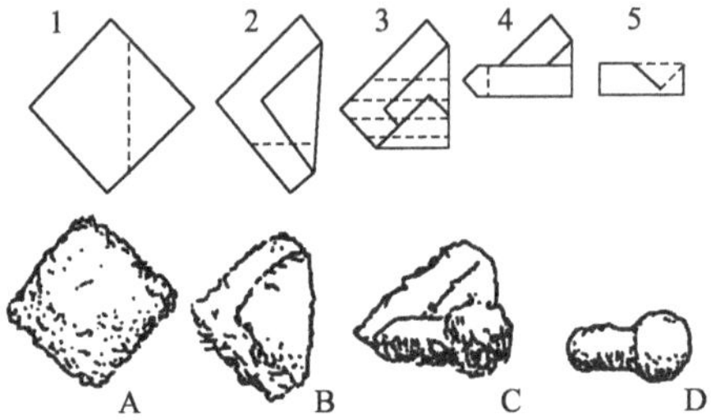

图 9-2　棉塞的制作与步骤

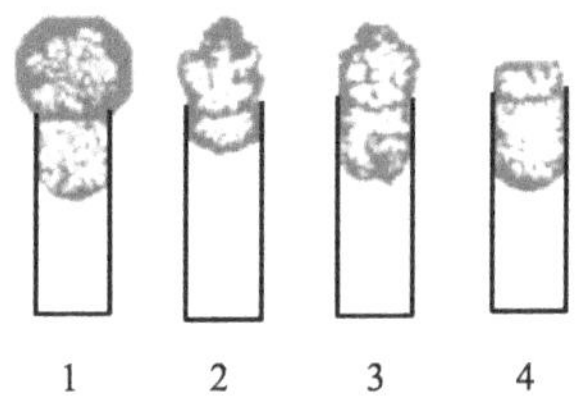

图 9-3　正确与不正确的棉塞

1—正确；2—管内太短，外部太松；3—整个棉塞太松；4—管内太紧，外部太短松

塞好棉塞的试管和锥形瓶应盖上厚纸并用绳捆扎，然后在外面用一层牛皮纸包扎。若干支试管先用绳扎在一起，再在棉花部分外包裹油纸或牛皮纸，最后用绳扎紧。锥形瓶加棉塞后单个用报纸包扎。贴上标签，注明培养基名称、日期、组别，准备灭菌。

③ 移液管：洗净，烘干移液管。移液管的包扎方法见图 9-4，在管口的一头塞入少许脱脂棉花，以防在使用时造成污染。塞入的棉花量要适宜，多余的棉花可用酒精灯火焰烧掉。每支移液管用一条宽 4～5cm 的纸条，以 30°～50°的角度螺旋形卷起来，移液管的尖端在头部，另一端用剩余的纸条打成一结，以防散开，标上容量。若干支移液管包扎成一束进行灭菌，使用时，从移液管中间拧断纸条，抽出移液管。

（8）培养基的灭菌

一般培养基可采用 121℃高压蒸汽灭菌 15min。在各种培养基制备方法中，如无特殊规定，即可用此法灭菌。

琼脂斜面培养基应在灭菌后立即取出，冷至 55～60℃时，摆置成斜面，放置时调整斜度，使斜面不超过试管总长的 1/2（见图 9-5），并固定好试管，待其自然凝固，避免斜面不平整。

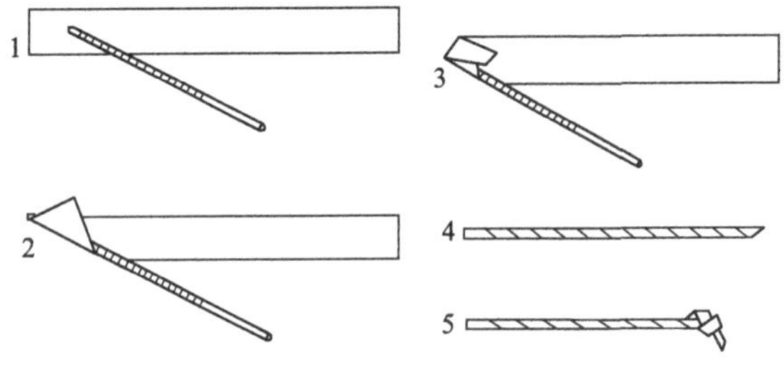

图 9-4　移液管的包扎方法与步骤

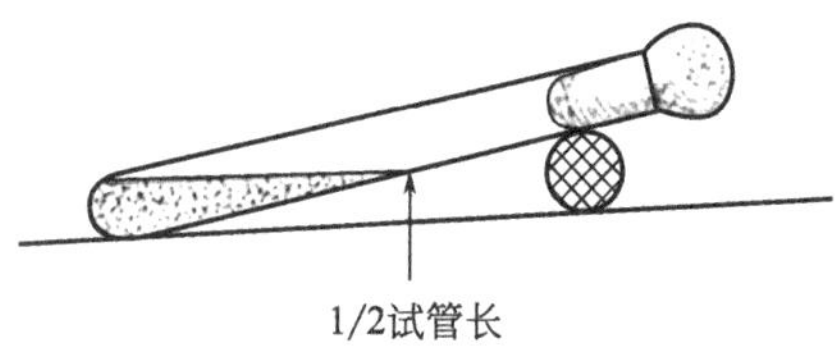

图 9-5　斜面的摆放

(9) 培养基的质量测试

每批培养基制备好以后，应仔细检查一遍，如发现破裂、水分浸入、色泽异常、棉塞被培养基沾染等，均应挑出弃去，并测定其最终 pH 值。

将全部培养基放入 (36±1)℃恒温箱培养过夜，如发现有菌生长，即弃去。

将有关的标准菌株接种于 1～2 管或瓶培养基中，培养 24～48h，如无菌生长或生长不好，应追查原因并重复接种一次，如结果仍同前，则该批培养基即应弃去，不能使用。

(10) 培养基的保存

培养基应存放于冷暗处，最好能放于普通冰箱内。放置时间不宜超过一周，倾注的平板培养基不宜超过 3d。每批培养基均必须附有该批培养基制备记录副页或明显标签。

五、注意事项

① 琼脂要彻底熔化，以在不摇动下对光观察不出现分层的均质液态为好。

② 培养基分装时，试管的装量不要超过试管的 1/5，锥形瓶的装量不得超过容器装盛量的 2/3，一般以其容积的 1/2 为宜。注意管口不要沾上培养基，以免沾湿棉塞而导致杂菌污染。

③ 对于斜面培养基，灭菌后冷至 55～60℃时，才可摆放斜面。若温度过高，斜面上会呈现过多的冷凝水；冷却过程中切勿移动试管。

六、实验报告

① 简述配制培养基的基本步骤及注意事项。

② 报告实验结果。

七、思考题

① 培养基配好后，为什么必须立即灭菌？如何检查灭菌后的培养基是无菌的？

② 管口、瓶口为什么要加棉塞？能否用木塞或橡胶塞代替？为什么？

③ 配制培养基时为什么要调节 pH 值？

实验十 消毒与灭菌

一、目的与要求

① 了解常见的灭菌方式，掌握高压蒸汽灭菌的原理及操作。

② 掌握基本实验器材的包扎。

二、基本原理

灭菌是用物理或化学的方法杀死或除去物品上或环境中的所有微生物。消毒是用物理或化学的方法杀死物体上绝大部分微生物（主要是病原微生物和有害微生物）。消毒实际上是部分灭菌。微生物学实验室常用的灭菌方法包括直接灼烧、恒温干燥箱灭菌、高压蒸汽灭菌、间歇灭菌、煮沸灭菌等。

高压蒸汽灭菌是将待灭菌的物品放在一个密闭的加压灭菌锅内，通过加热，灭菌锅隔套间的水因沸腾而产生蒸汽。待水蒸气急剧地将锅内的冷空气从排气阀中驱尽，然后关闭排气阀，继续加热。此时由于蒸汽不能逸出，灭菌锅内的压力增加，水的沸点增高，得到高于100℃的温度，高温下菌体蛋白质凝固变性，最终达到灭菌的目的。高压蒸汽灭菌适用于一般培养基、玻璃器皿、无菌水、金属用具的灭菌，一般培养基在121.3℃灭菌20min即可。干热灭菌是利用高温使微生物细胞内的蛋白质凝固变性而达到灭菌的目的。细胞内的蛋白质凝固性与其本身的含水量有关，在菌体受热时，环境和细胞内含水量越大，则蛋白质凝固就越快，反之含水量越小，蛋白质凝固越慢。因此，与湿热灭菌相比，干热灭菌所需温度高（160～170℃），时间长（1～2h）。但干热灭菌温度不能超过180℃，否则，包器皿的纸或棉塞就会被烤焦，甚至燃烧，所以一般塑料制品不能用干热灭菌。

在同一温度下，湿热灭菌的杀菌效力比干热灭菌大。其原因有三：一是湿热灭菌中细菌菌体吸收水分，蛋白质较易凝固，因蛋白质含水量增加，所需凝固温度降低（表10-1）；二是湿热灭菌的穿透力比干热灭菌大（表10-2）；三是湿热灭菌的蒸汽有潜热存在。1g水在100℃时，由气态变为液态时可放出2.26kJ的热量。这种潜热能迅速提高被灭菌物体的温度，从而增加灭菌效力。

表10-1 蛋白质含水量与凝固所需温度的关系

卵白蛋白含水量/%	30min内凝固所需温度/℃
50	56
25	74～80
18	80～90
6	145
0	160～170

表 10-2　干热灭菌、湿热灭菌的穿透力及灭菌效果比较

灭菌方式	温度/℃	时间/h	透过布层的温度/℃			灭菌
			20 层	10 层	100 层	
干热灭菌	130～140	4	86	72	70.5	不完全
湿热灭菌	105.3	3	101	101	101	完全

在使用高压蒸汽灭菌锅灭菌时，灭菌锅内冷空气的排除是否完全极为重要，因为空气的膨胀压大于水蒸气的膨胀压，所以，当水蒸气中含有空气时，在同一压力下，含空气蒸汽的温度低于饱和蒸汽的温度。灭菌锅内留有不同体积分数的空气时，压力与温度的关系见表 10-3。

表 10-3　灭菌锅留有不同体积分数的空气时，压力与温度的关系

压力			全部空气排出时的温度/℃	2/3 空气排出时的温度/℃	1/2 空气排出时的温度/℃	1/3 空气排出时的温度/℃	空气未排出时的温度/℃
MPa	kg/cm^2	lbf/in^2					
0.03	0.35	5	108.8	100	94	90	72
0.07	0.70	10	115.6	109	105	100	90
0.10	1.05	15	121.3	115	112	109	100
0.14	1.40	20	126.2	121	118	115	109
0.17	1.75	25	130.0	126	124	121	115
0.21	2.10	30	134.6	130	128	126	121

现在法定压力单位已经不用 lbf/in^2 和 kg/cm^2 表示，而是用 Pa 或 bar 表示，其换算关系为：$1kg/cm^2=98066.5Pa$；$1lbf/in^2=6894.76Pa$。

一般培养基在 0.1MPa、121.5℃下，15～30min 可达到彻底灭菌的目的。灭菌的温度及维持的时间随灭菌物品的性质和容量等具体情况而有所改变。例如，含糖培养基以 0.06MPa、112.6℃灭菌 15min，但为了保证灭菌效果，可将其他成分先行于 121.3℃灭菌 20min，然后以无菌操作加入灭菌的糖溶液。又如，盛于试管内的培养基以 0.1MPa、121.5℃灭菌 20min 即可，而盛于大瓶内的培养基最好以 0.1MPa、122℃灭菌 30min。

实验中常用的非自控高压蒸汽灭菌锅有卧式和手提式等，其结构和工作原理相同，本实验以手提式高压蒸汽灭菌锅为例，介绍其使用方法，有关自控高压蒸汽灭菌锅的使用可参照厂家说明书。

三、实验材料与用具

仪器及用具：电热鼓风干燥箱、手提式高压蒸汽灭菌锅、培养皿、吸管、试管、锥形瓶、试管刷、棉花、报纸、包扎绳、去污粉、配制好的培养基等。

四、实验步骤

1. 玻璃仪器的清洗与包扎

（1）玻璃器皿的清洗

① 新的玻璃器皿应用 2%盐酸溶液浸泡数小时，用水充分洗干净。

② 用过的玻璃器皿应立即洗涤。

③ 强酸、强碱、琼脂等能腐蚀、阻塞管道的物质不能直接倒在洗涤槽内，必须倒在废物缸内。一般的玻璃器皿，可用去污粉、肥皂清洗，或用5%热肥皂水浸泡后清洗。油脂较多的玻璃器皿应先将油脂擦拭干净再清洗。沾有焦油及树脂一类物质的玻璃器皿，可用浓硫酸、40%氢氧化钠或专用洗液浸泡后清洗；沾有蜡质或油漆物的玻璃器皿，可加热使之熔融后揩去，或用有机溶剂（苯、二甲苯、汽油、丙酮、松节油等）揩去后清洗。

④ 洗涤后的器皿应达到玻璃壁能被水均匀湿润而无条纹和水珠。

(2) 干燥

做实验经常要用到的仪器应在每次实验完毕后洗净、干燥，备用。不同实验对干燥有不同的要求，一般定量分析用的烧杯、锥形瓶等仪器洗净即可使用，而用于精密分析的仪器很多要求干燥后才能使用，有的要求无水痕，有的要求无水。应根据不同要求进行仪器干燥。

① 烘干：洗净的仪器控去水分，放在烘箱内烘干，烘箱温度为105～110℃，烘1h左右；也可放在红外灯干燥箱中烘干。此法适用于一般仪器。称量瓶等在烘干后要放在干燥器中冷却和保存。带实心玻璃塞的仪器及厚壁仪器烘干时要注意慢慢升温并且温度不可过高，以免破裂。量器不可放于烘箱中烘干。硬质试管可用酒精灯加热烘干，要从底部烤起，把管口向下，以免水珠倒流把试管炸裂，烘到无水珠后把试管口向上赶净水气。

② 热（冷）风吹干：对于急于干燥的仪器或不适于放入烘箱的较大的仪器可用吹干的办法。通常用少量乙醇、丙酮（或最后再用乙醚）倒入已控去水分的仪器中摇洗，然后用电吹风机吹，开始用冷风吹1～2min，当大部分溶剂挥发后吹入热风至完全干燥，再用冷风吹去残余蒸气，不使其又冷凝在容器内。

③ 晾干：不急于用的仪器，可在蒸馏水冲洗后在无尘处倒置控去水分，然后自然干燥。

(3) 包扎

为了灭菌后仍保持无菌状态，各种玻璃器皿灭菌前均需包扎（包扎方法见实验九）。

2. 灭菌

(1) 干热灭菌操作步骤

① 装箱：将准备灭菌的玻璃器具洗涤干净、晾干，用纸包裹好，放入灭菌的长铁盒（或铝盒），放入电热鼓风干燥箱，关好箱门。

② 灭菌：接通电源，打开电热鼓风干燥菌箱排气孔，等温度升至80～100℃时关闭排气孔，继续升温至160～170℃，计时，恒温1～2h。

③ 灭菌结束后，断开电源，自然降温至60℃，打开电热鼓风干燥箱门，取出物品，放置备用。

(2) 高压蒸汽灭菌法

实验室中常用的高压蒸汽灭菌锅有立式、卧式和手提式等几种。本实验介绍手提式高压蒸汽灭菌锅的使用方法。

手提式高压蒸汽灭菌锅的使用操作步骤如下。

① 首先将内层灭菌桶取出，再向外层锅内加入适量的水，水面与三角搁架相平为宜。

② 放回灭菌桶，并装入待灭菌物品。注意不要装得太挤，以免妨碍蒸汽流通而影响灭菌效果。锥形瓶与试管口端均不要与桶壁接触，以免冷凝水淋湿包口的纸而透入棉塞。

③ 加盖，并将盖上的排气软管插入内层灭菌桶的排气槽内。再以两两对称的方式同时旋紧相对的两个螺栓，使螺栓松紧一致，避免漏气。

④ 接通电源，并同时打开排气阀，使水沸腾以排除锅内的冷空气。待冷空气完全排尽

后，关上排气阀，让锅内的温度随蒸汽压力增加而逐渐上升。当锅内压力升到所需压力时，控制热源，维持压力至所需时间。本实验用 0.10 MPa（1.05kg/cm^2）、121.3℃，20min 灭菌。

⑤ 达到灭菌所需时间后，切断电源，让灭菌锅内温度自然下降，当压力表的压力降至 0 时，打开排气阀，旋松螺栓，打开盖子，取出灭菌物品。如果压力未降到 0 就打开排气阀，锅内压力会突然下降，使容器内的培养基由于内外压力不平衡而冲出烧瓶口或试管口，造成棉塞沾染培养基而发生污染。

⑥ 将取出的灭菌培养基放入 37℃恒温箱培养 24h，经检查若无杂菌生长，即可待用。

五、注意事项

① 灭菌物品不能堆得太满、太紧，以免影响温度均匀上升。

② 干热灭菌时，灭菌物品不能直接放在电烘箱底板上，以防止包裹的纸被烘焦；灭菌温度恒定在 160～170℃为宜，温度过高，纸和棉花会被烤焦；降温时待温度自然降至 60℃再打开箱门取出物品，以免温度过高时骤然降温而导致玻璃器皿炸裂。

③ 高压蒸汽灭菌时，一定要使灭菌锅内的冷空气排尽后，再升压。

六、实验报告

描述实验结果。

七、思考题

① 湿热灭菌与干热灭菌有何不同？

② 灭菌前为什么要进行包扎？

③ 怎样使用高压蒸汽灭菌锅？使用时应注意哪些问题？

附：

1. 紫外线灭菌

紫外线灭菌是用紫外线灯进行的，波长为 200～300nm 的紫外线都有杀菌能力，其中以 260nm 杀菌力最强。在波长一定的条件下，紫外线的杀菌效率与强度和时间的乘积成正比。紫外线灭菌的机制在于紫外线诱导了胸腺嘧啶二聚体的形成和 DNA 链的交联，从而抑制了 DNA 的复制。另一方面，辐射能使空气中的氧电离成［O］，［O］能使 O_2 氧化生成臭氧（O_3）或使水（H_2O）氧化生成过氧化氢（H_2O_2）。O_3 和 H_2O_2 均有杀菌作用。紫外线穿透力不大，所以只适用于无菌室、接种箱、手术室内的空气及物体表面的灭菌。紫外线灯与照射物的距离以不超过 1.2m 为宜。

此外，为了加强紫外线灭菌效果，在打开紫外灯之前可在无菌室内（或接种箱内）喷洒 3%～5%苯酚溶液，一方面可使空气中附着有微生物的尘埃降落，另一方面也可以杀死一部分细菌。无菌室内的桌面、凳子可用 2%～3%煤酚皂溶液擦洗，然后再打开紫外灯照射，即可增强杀菌效果，达到灭菌目的。

2. 过滤除菌

过滤除菌是通过机械作用滤去液体或气体中细菌的方法。根据不同的需要选用不同的滤器和滤板材料。微孔滤膜过滤器（图 10-1）由上下两个分别具有出口和入口连接装置的塑料盖盒组成，出口处可连接针头，入口处可连接针筒，使用时将滤膜装入两塑料盖盒之间，旋紧盖盒，当溶液从针筒注入滤器时，此滤器将各种微生物阻留在微孔滤膜上面，从而达到除菌的目的。根据待除菌溶液量的多少，可选用不同大小的滤器。此法除菌的最大优点是可以不破坏溶液中各种物质的化学成分，但由于滤量有限，所以一般只适用于实验室中小量溶液的过滤除菌。

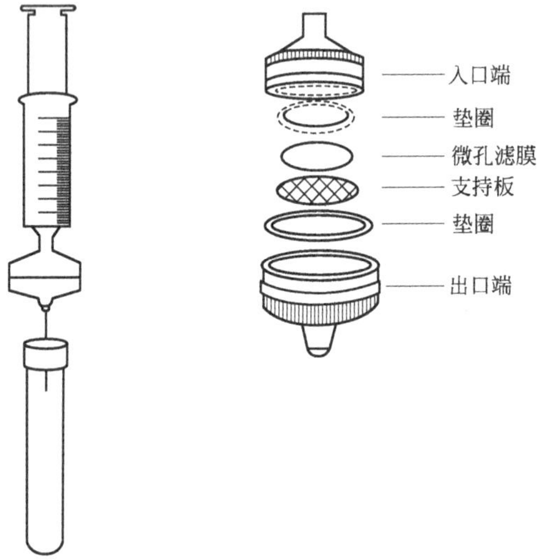

图 10-1　微孔滤膜过滤器装置

实验十一 微生物的分离与纯化

一、目的与要求

① 了解微生物分离与纯化的基本原理。

② 掌握倒平板的方法和几种常用的分离纯化微生物的基本操作技术。

③ 进一步熟练和掌握微生物无菌操作技术。

④ 掌握微生物培养方法。

二、基本原理

从混杂的微生物群体中获得只含有某一种或某一株微生物的过程称为微生物的分离与纯化。这一过程包括两方面内容：分离、纯化。分离一般是根据微生物对营养、pH值、氧气等条件的要求不同，给目标微生物提供适宜的生活条件，或加入某些抑制剂只利于目标菌种生长，不利于其他菌种生长，从而淘汰不需要的菌种。微生物在固体培养基生长形成的单个菌落可以是一个细胞繁殖而成的集合体，因此可通过挑取单菌落而获得纯培养，即纯化。获得单个菌落的方法通常有稀释涂布平板法、稀释倒平板法、亨氏滚管法、平板划线分离法等。好氧或兼性厌氧菌一般用稀释涂布平板法、稀释倒平板法、平板划线分离法等，严格厌氧菌一般用亨氏滚管法。从微生物群体中经分离生长在平板上的单个菌落并不一定是纯培养。纯培养菌株主要通过两方面确定：①菌落观察特征；②显微镜检测个体形态特征。有些微生物的纯培养要经过一系列分离与纯化过程和多种特征鉴定才能得到。

土壤是微生物生活的大本营，所含微生物的种类和数量都极为丰富。因此土壤是微生物多样性的重要场所，也是发掘微生物资源的重要基地，可以从中分离、纯化得到许多有价值的菌株。

三、实验材料与用具

① 样品：土壤。

② 培养基及试剂：牛肉膏蛋白胨琼脂培养基、马丁氏琼脂培养基、高氏 1 号培养基、10%苯酚、链霉素溶液。

③ 仪器及用具：超净工作台、接种环、涂布棒、盛 9mL 无菌水的试管、盛 90mL 无菌水并带有玻璃珠的锥形瓶、无菌培养皿。

四、实验步骤

1. 稀释涂布平板法

（1）倒平板

将牛肉膏蛋白胨琼脂培养基、高氏 1 号琼脂培养基、马丁氏琼脂培养基加热熔化，待冷至 50～60℃时，向高氏 1 号琼脂培养基中加入 10%苯酚数滴，向马丁氏琼脂培养基中加入链霉素溶液（终浓度为 30μg/mL），混合均匀后分别倒平板，每种培养基倒三皿。

手持法倒平板：左手于火焰旁边持盛培养基的试管或锥形瓶，用右手将试管塞或瓶塞轻轻地拨出，试管口或瓶口保持对着火焰；然后用右手手掌边缘或小指与无名指夹住管（瓶）塞（也可以将试管塞或瓶塞放在左手边缘或小指与无名指之间夹住。如果试管内或锥形瓶内的培养基一次用完，管塞或瓶塞则不必夹在手中）。在火焰旁边将斜握在左手中的锥形瓶迅速移交给右手，然后左手拿一套培养皿，用中指、无名指和小指托住培养皿底部，以食指为轴用大拇指将皿盖在火焰附近打开一条缝［见图 11-1(a)］，迅速倒入培养基 15～20mL，加盖后轻轻摇动培养皿，使培养基均匀分布。

皿加法倒平板：右手于火焰旁持盛培养基的锥形瓶，试管口或瓶口保持对着火焰；然后用左手手掌边缘或小指与无名指夹住并拔出瓶塞。左手将皿盖在火焰附近打开一条缝［见图 11-1(b)］，迅速倒入培养基，移至水平位置处冷凝，依次倒好剩下的培养皿即可。

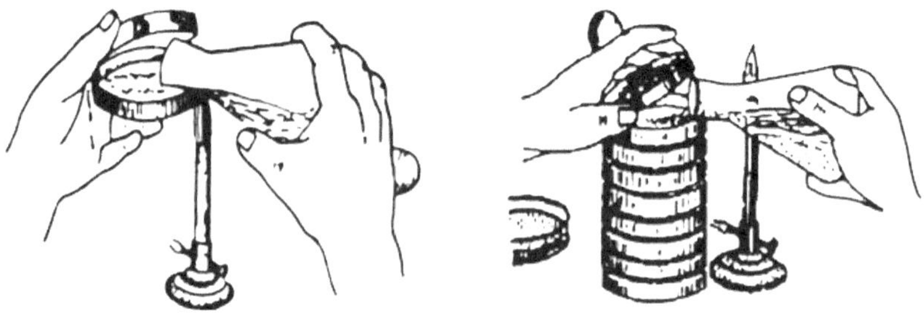

(a) 手持法　　(b) 皿加法

图 11-1　倒平板示意图

（2）制备土壤稀释液

称取土样 10g，放入盛 90mL 无菌水并带有玻璃珠的锥形瓶中，振摇约 20min，使土样与水充分混合，将细胞分散。用一支 1mL 无菌吸管从中吸取 1mL 土壤悬液加入盛有 9mL 无菌水的大试管中充分混匀，然后用无菌吸管从此试管中吸取 1mL 加入另一盛有 9mL 无菌水的试管中，混合均匀，以此类推制成 10^{-1}、10^{-2}、10^{-3}、10^{-4}、10^{-5}、10^{-6} 不同稀释度（土壤溶液稀释方法见图 11-2）的土壤溶液。注意：操作时吸管尖不能接触液面，每一个稀释度换一支试管。

（3）涂布

将上述每种培养基的三个平板底面分别用记号笔写上 10^{-4}、10^{-5} 和 10^{-6} 三种稀释度，然后用无菌吸管分别从 10^{-4}、10^{-5} 和 10^{-6} 三管土壤稀释液中各吸取 0.1mL 或 0.2mL，小心地滴在对应平板培养基表面中央位置。右手拿无菌涂布棒平放在平板培养基表面上，将菌悬液先沿同心圆方向轻轻地向外扩展，使之分布均匀（见图 11-3）。室温下静置 5～10min，使菌液浸入培养基。

（4）培养

将高氏 1 号培养基平板和马丁氏琼脂培养基平板倒置于 28℃温室中培养 3～5d，牛肉膏蛋白胨琼脂培养基平板倒置于 37℃温室中培养 24～48h。

（5）挑菌落

从培养后长出的单个菌落中分别挑取少许细胞接种到上述三种培养基斜面上，分别置于 28℃和 37℃温箱培养。若发现有杂菌，需再一次进行分离、纯化，直到获得纯培养。

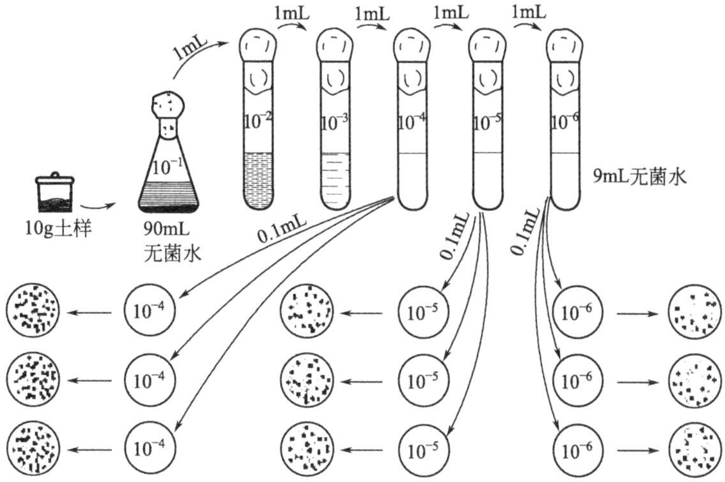

图 11-2 土壤溶液稀释

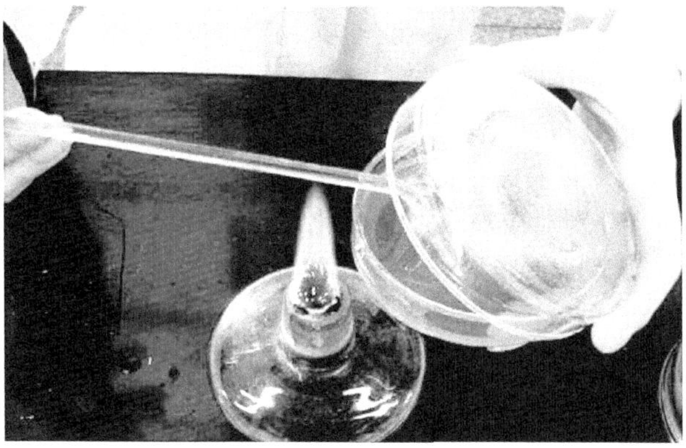

图 11-3 涂布平板

2. 平板划线分离法

(1) 倒平板

按稀释涂布平板法倒平板，并用记号笔标明培养基名称、土样编号和实验日期。

(2) 平板划线

在近火焰处，左手拿皿底，右手拿接种环，挑取一环上述 10^{-1} 的土壤悬液在平板上划线［见图 11-4(a)］。划线的方法很多，但无论采用哪种方法，其目的都是通过划线将样品在平板上进行稀释，使之形成单个菌落。常用的划线方法有下列两种：①分区划线，即用接种环以无菌操作挑取土壤悬液一环，先在平板培养基的一边做第一次平行划线（3～4 条），再转动培养皿约 70°，并将接种环上剩余物烧掉，待冷却后通过第一次划线部分做第二次平行划线，再用同样的方法分别通过第二次划线部分做第三次划线和通过第三次平行划线部分做第四次平行划线［见图 11-4(b)］。划线完毕后，盖上培养皿盖，倒置培养。②连续划线，即无菌挑取土壤悬液一环，在平板培养基上连续划线，划线完成后，盖上培养皿盖，倒置培养［见图 11-4(c)］。

(3) 挑菌落

同稀释涂布平板法，直到分离的微生物纯化为止。

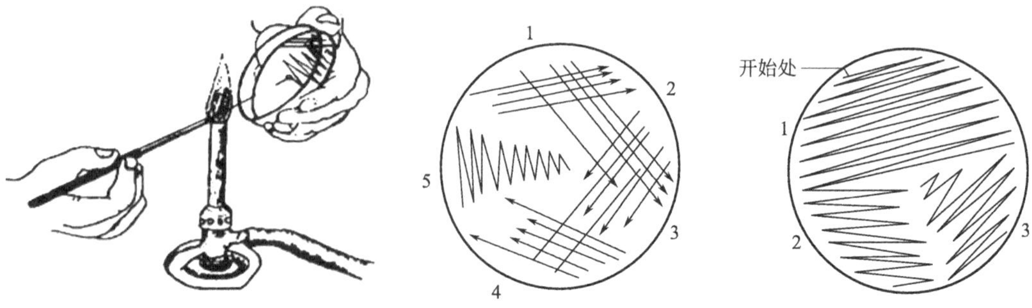

(a) 平板划线操作　　(b) 分区划线　　(c) 连续划线

图 11-4　平板划线示意图

3. 稀释倒平板法

(1) 制备土壤稀释液

同稀释涂布平板法。

(2) 加样

平板底面分别用记号笔写上 10^{-4}、10^{-5} 和 10^{-6} 三种稀释浓度和三种培养基名称，然后用无菌吸管分别从 10^{-4}、10^{-5} 和 10^{-6} 三管土壤稀释液中各吸取 1mL，小心地滴在对应平板培养基表面中央位置。

(3) 倒平板

根据培养皿的标记，分别对应加入加热熔化后冷至 50～60℃的牛肉膏蛋白胨琼脂培养基、高氏 1 号培养基、马丁氏琼脂培养基 15～20mL，与土壤稀释液混合均匀，静置待其凝固。

(4) 培养

同稀释涂布平板法。

(5) 挑菌落

同稀释涂布平板法，直到分离的微生物纯化为止。

五、注意事项

① 培养基要趁热在流动性很好时就倒平板，否则容易导致平板不匀。培养皿中的培养基不要太薄也不要太厚。倒完以后冷却过程中要放平。整个过程需要无菌。

② 倒平板时，培养基温度不宜过高（50～60℃为宜），否则在培养皿内易形成较多冷凝水，不利于单菌落的形成。

③ 在进行无菌操作时，要先用 75%酒精擦拭双手，待双手酒精挥发后才能点燃酒精灯。

④ 在土壤稀释分离操作中，每稀释 10 倍，最好更换一次移液管，使计数准确。

六、实验报告

实验结果：所做稀释涂布平板法和平板划线分离法是否较好地得到了单菌落？如果不是，请分析其原因。

七、思考题

① 在三种不同的平板上，你分离得到了哪些类群的微生物？简述它们的菌落特征。

② 为什么要把培养皿倒置培养？

③ 接种前和接种后为什么要灼烧接种环？

④ 为什么要待接种环冷却后才能用其与菌种接触？是否可以将接种环放在台子上待其冷却？怎样才能知道它是否已经冷却？

附：微生物的接种技术

将微生物的培养物或含有微生物的样品移植到培养基上的操作技术称为接种。接种是微生物学实验及科学研究中的一项最基本的操作技术。无论微生物的分离、培养、纯化或鉴定以及有关微生物的形态观察及生理研究都必须进行接种。接种的关键是要严格进行无菌操作，如操作不慎引起污染，实验结果就不可靠，影响下一步工作的进行。

1. 斜面接种法

斜面接种法主要用于接种纯菌，使其增殖后用以鉴定或保存菌种。通常先从平板培养基上挑取分离的单个菌落，或挑取斜面肉汤中的纯培养物接种到斜面培养基上。操作应在无菌室、接种柜或超净工作台上进行，先点燃酒精灯再操作。

将菌种斜面培养基（简称菌种管）与待接种的新鲜斜面培养基（简称接种管）持在左手拇指、食指、中指及无名指之间，菌种管在前，接种管在后，斜面向上管口对齐，应斜持试管呈 45°～50°，并能清楚地看到两个试管的斜面，注意不要持成水平，以免管底凝集水浸湿培养基表面。右手在火焰旁转动两管棉塞，使其松动，以便接种时易于取出。右手持接种环柄，将接种环垂直放在火焰上灼烧。镍铬丝部分（环和丝）必须烧红，以达到灭菌目的，然后将除手柄部分的金属杆用火焰灼烧一遍，尤其是接镍铬丝的螺口部分，要彻底灼烧以免灭菌不彻底。用右手的小指和手掌之间及无名指和小指之间拨出试管棉塞，将试管口在火焰上通过，以杀灭可能沾污的微生物。棉塞应始终夹在手中，如掉落应更换无菌棉塞。将灼烧灭菌的接种环插入菌种管内，先接触无菌苔生长的培养基，待冷却后再从斜面上刮取少许菌落，接种环不能通过火焰，应在火焰旁迅速插入接种管。在试管中由下往上做 S 形划线（见图 11-5）。

接种完毕，接种环应通过火焰抽出管口，并迅速塞上棉塞。再重新仔细灼烧接种环后，放回原处，并塞紧棉塞。将接种管贴好标签或用玻璃铅笔划好标记后再放入试管架，即可进行培养。

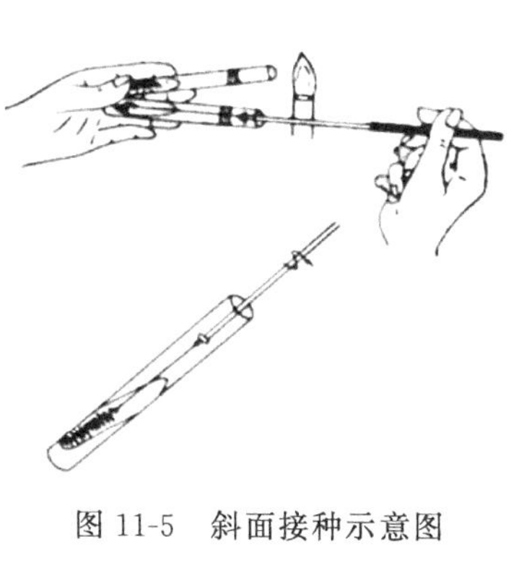

图 11-5 斜面接种示意图

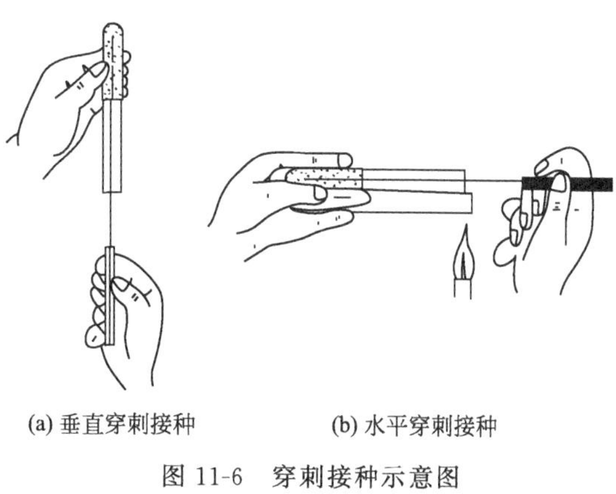

(a) 垂直穿刺接种　　(b) 水平穿刺接种

图 11-6 穿刺接种示意图

2. 穿刺接种法

穿刺接种法主要用于检测细菌有无动力，具体操作方法如下。

按上述方法持菌种管和半固体试管，接种针灭菌并取菌，将沾有细菌的接种针从半固体琼脂中心垂直刺入至底部约 0.5cm 处，然后沿原路退出（见图 11-6）。管口灭菌后塞上棉塞，作好标记，送至 37℃培养 24h 后观察结果。

3. 液体培养基接种法

液体培养基接种法是将细菌接至液体培养基进行增菌培养或发酵的接种方法。具体操作方法：按斜面接种法中的方法持菌种管，接种环灭菌、取菌，将沾有细菌的接种环伸进试管，试管稍倾斜，先将接种环上的细菌在挨着液面的试管内壁上轻轻研磨，然后直立试管，细菌即进入液体培养基中。管口灭菌后塞上棉塞，作好标记，送至 37℃培养 24h 后观察结果。

4. 平板涂布法

见本实验的相关实验步骤。

实验十二 细菌的生理生化

一、目的与要求

① 学习和掌握细菌鉴定中常用的主要生理生化反应实验方法及原理。

② 了解生理生化反应在细菌鉴定中的重要作用。

二、基本原理

1. 糖（醇）发酵试验

不同的细菌含有发酵不同糖（醇）的酶，因而发酵糖（醇）的能力各不相同，其产生的代谢产物亦不相同，如有的产酸产气，有的产酸不产气。酸的产生可利用指示剂来判定。在配制培养基时预先加入溴甲酚紫［pH＝5.2（黄色）～pH＝6.8（紫色）］指示剂，当发酵产酸时，酸可使培养基由紫色变为黄色。气体产生可由发酵管中倒置的杜氏发酵管中有无气泡来证明。

2. 甲基红（MR）试验

很多细菌，如大肠埃希菌等，分解葡萄糖产生丙酮酸，丙酮酸再被分解，产生甲酸、乙酸、乳酸等，这使培养基的 pH 值降低到 4.2 以下，这时若加甲基红指示剂呈现红色。因甲基红指示剂变色范围是 pH＝4.4（红色）～pH＝6.2（黄色），若某些细菌如产气杆菌，分解葡萄糖产生丙酮酸，但很快将丙酮酸脱羧，转化成醇等物，则培养基的 pH 值仍在 6.2 以上，故此时加入甲基红指示剂，呈现黄色。

3. 吲哚试验

某些细菌，如大肠埃希菌，能分解蛋白质中的色氨酸，产生吲哚，吲哚与对二甲氨基苯甲醛结合，形成玫瑰色吲哚。

4. 伏-波（V. P.）试验

某些细菌在糖代谢过程中，分解葡萄糖产生丙酮酸，丙酮酸经过缩合和脱羧后转变成乙酰甲基甲醇（亦称三羟基丁酮），然后被还原为丁-2,3-二醇，乙酰甲基甲醇在碱性条件下，被空气中的氧气氧化成为二乙酰，二乙酰再与蛋白胨中精氨酸的胍基反应生成红色化合物。向试管中加入 α-萘酚时，可促进反应进行。

5. 柠檬酸盐试验

有些细菌如产气杆菌，能利用柠檬酸钠为碳源，因此能在柠檬酸盐培养基上生长，并分解柠檬酸盐产生碳酸盐，使培养基变为碱性。此时培养基中的溴百里酚蓝指示剂由绿色变为深蓝色。不能利用柠檬酸盐为碳源的细菌，在该培养基上不生长，培养基不变色。

6. 硫化氢试验

某些细菌能分解含硫的氨基酸（胱氨酸、半胱氨酸等），产生硫化氢，硫化氢与培养基中的铅盐或铁盐反应，形成黑色沉淀硫化铅或硫化铁。

三、实验材料与用具

① 菌种：大肠埃希菌（*Escherichia coli*）、产气肠杆菌（*Enterobacter aerogenes*）、普

通变形杆菌（*Proteus vulgaris*）。

② 培养基及试剂：葡萄糖发酵培养基、乳糖发酵培养基、葡萄糖蛋白胨液体培养基、蛋白胨液体培养基、醋酸铅培养基、柠檬酸盐斜面培养基、甲基红指示剂、溴甲酚紫指示剂、40%KOH、V. P. 试剂、5% α-萘酚、乙醚、吲哚试剂、溴百里酚蓝指示剂。

③ 仪器及用具：恒温培养箱、恒温水浴箱、高压蒸汽灭菌锅、超净工作台、酒精灯、接种环、试管、试管架、移液管、杜氏小管、滴管、记号笔。

四、实验步骤

1. 糖发酵试验

① 编号：在各试管上分别标明发酵培养基名称和所接种的菌名。

② 接种培养：取葡萄糖发酵培养基 3 支，其中 2 支分别接种大肠埃希菌、普通变形杆菌，第 3 支不接种，作为对照。另取 3 支乳糖发酵培养基，其中 2 支分别接种大肠埃希菌、普通变形杆菌，第 3 支不接种，作为对照。将已接种好的培养基置于 37℃温箱中培养 24h。

③ 观察结果：被检细菌若能发酵培养基中的糖，则使培养基的 pH 值降低，加入溴甲酚紫指示剂后培养基呈黄色，若发酵培养基中的糖时产酸产气，则培养基不仅呈黄色，并且在培养基中倒置的小玻璃管（杜氏发酵管）中有气泡。气体占整个倒置小玻璃管的 10%以上。若被检细菌不分解培养基中的糖，则培养基不发生变化。

2. 甲基红试验（MR 试验）

① 编号：在各试管上分别标明发酵培养基名称和所接种的菌名。

② 接种培养：将大肠埃希菌和产气肠杆菌分别接种到葡萄糖蛋白陈液体培养基中，37℃培养 48h。

③ 观察结果：加甲基红指示剂数滴，观察结果，呈现红色者为阳性，呈现黄色者为阴性。

3. 吲哚试验

① 编号：在各试管上分别标明发酵培养基名称和所接种的菌名。

② 接种培养：将大肠埃希菌和产气肠杆菌分别接种到两支蛋白胨液体培养基中，37℃培养 48h。

③ 观察结果：培养 48h 后在培养物内滴加 3～4 滴乙醚，摇动试管，静置 1min，待乙醚上升至液体表面后，沿试管壁滴加 2 滴吲哚试剂，在乙醚和培养物之间产生红色环状物的为阳性。

4. 伏-波（V. P.）**试验**

① 编号：在各试管上分别标明发酵培养基名称和所接种的菌名。

② 接种培养：将大肠埃希菌和产气肠杆菌分别接种到葡萄糖蛋白胨液体培养基中，37℃培养 48h。

③ 观察结果：将培养物取出，加入 5～10 滴 40%KOH，然后再加入等量的 5% α-萘酚，用力振荡，为加快反应速度，可放入 37℃温箱中保温 30min。培养物呈现红色为阳性。

5. 柠檬酸盐试验

① 编号：在各试管上分别标明发酵培养基名称和所接种的菌名。

② 接种培养：将大肠埃希菌和产气肠杆菌分别接种到柠檬酸盐斜面培养基上，37℃培养 48h。

③ 观察结果：培养基加入溴百里酚蓝指示剂后变深蓝色者为阳性。培养基不变色者为阴性。

6. 硫化氢试验

① 编号：在各试管上分别标明发酵培养基名称和所接种的菌名。

② 接种培养：将大肠埃希菌和产气肠杆菌用接种针穿刺接种到醋酸铅培养基中，37℃培养 48h。

③ 观察结果：有黑色沉淀出现者为阳性。

五、注意事项

① 糖发酵试验接种时，注意防止试管内倒置的杜氏发酵管中进入气泡，否则容易造成产气假象。

② 甲基红试验（MR 试验）中，甲基红试剂不能添加太多，否则容易出现假阳性。

③ 观察吲哚试验结果时，吲哚试剂需沿试管壁缓慢加入，否则不容易观察到红色环状物。

④ 伏-波（V. P.）试验时，加入试剂后需振荡试管。

⑤ 柠檬酸盐试验中，培养基的 pH 值不宜太高，以浅绿色为宜。

六、实验报告

1. 糖发酵试验结果

将糖发酵试验结果填入表 12-1，分别用产酸产气、产酸不产气、不产酸不产气表示。

表 12-1 糖发酵试验结果

糖类发酵	大肠埃希菌	普通变形杆菌	对照
葡萄糖发酵			
乳糖发酵			

2. 其他试验结果

将其他试验结果填入表 12-2，以“+”代表阳性，“—”代表阴性。

表 12-2 其他试验结果

菌名	吲哚、甲基红、伏-波、柠檬酸盐试验(IMViC 试验)				硫化氢试验
	吲哚试验	甲基红试验	伏-波试验	柠檬酸盐试验	
大肠埃希菌					
产气肠杆菌					
对照					

七、思考题

① 讨论 IMViC 试验在医学检验上有何意义。

② 为什么要做对照试验？

实验十三　物理和化学因素对微生物生长的影响

一、目的与要求

① 了解温度、渗透压、pH 值和化学消毒药剂对微生物的作用及其影响实验方法。

② 了解紫外线杀菌的原理和作用特点。

二、基本原理

微生物和其他生物一样，在生命活动过程中需要一定的生活条件，包括营养、温度、pH 值、渗透压等。只有当外界环境条件适宜时，微生物才能很好地生长发育，环境条件变得不适应时，微生物的生长发育就会受到抑制，甚至死亡。

1. 温度对微生物的影响

微生物生长需要一定的温度条件，不同的微生物，各有其不同的生长温度范围。在生长温度范围内有最高生长温度、最适生长温度、最低生长温度三种。超过最低生长温度和最高生长温度时，微生物均不能生长，或处于休眠状态，甚至死亡。

2. 紫外线对微生物的影响

紫外线对微生物有明显的致死作用，波长在 260nm 左右的紫外线具有最强的杀菌效应。紫外线杀菌的原理是细胞中核酸等物质吸收了紫外线的能量，破坏了 DNA 的结构，抑制了 DNA 的复制，使细胞发生变异和死亡。随着紫外线对微生物照射剂量、照射时间及照射距离的不同，紫外线对微生物也相应地产生不同的抑制效果。剂量高、时间长、距离短时就易杀灭微生物，剂量低、时间短、距离长时就会有少量个体残存下来。其中一些个体的遗传特性可能发生变异，可以利用这种特性来进行灭菌和菌种选育工作。紫外线的穿透力弱，即使一薄层黑纸，也能将大部分紫外线滤除。本实验用于证明紫外线的杀菌作用及穿透能力。

3. 渗透压对微生物的影响

微生物在等渗溶液中可正常生长繁殖；在高渗溶液中细胞失水，生长受到抑制；在低渗溶液中细胞吸水膨胀。因为大多数微生物具有坚硬的细胞壁，细胞一般不会裂解，可以正常生长，但低渗溶液中溶质含量低，在某些情况下也会影响微生物的生长。另一方面，不同类型微生物对渗透压变化的适应能力不尽相同，大多数微生物在 0.5%～3%NaCl 浓度条件下生长受到抑制，但某些极端嗜盐菌可在 30%以上 NaCl 浓度条件下正常生长。

4. pH 值对微生物的影响

pH 值能够影响微生物生命活动，不同的微生物要求的最适 pH 值不同。一般来说，细菌和放线菌适合在中性或微碱性的环境中生长，而酵母和霉菌则适宜在偏酸的环境中生长。当环境中的 pH 值超过或低于其适合生长的 pH 值范围时，微生物的生长就会受到抑制。因此可以通过配制不同 pH 值的培养基来培养不同的微生物，或选择性地分离某种微生物，考察微生物对环境酸碱度的适应能力。

5. 化学消毒药剂对微生物的影响

一些化学药剂对微生物有生长抑制作用或杀灭作用，因此在实验室中及生产上常利用某些化学消毒药剂进行灭菌或消毒。不同化学消毒药剂对不同微生物的杀菌能力并不相同，一种化学消毒药剂对不同微生物的杀菌效果也不一致。化学消毒药剂包括有机溶剂、重金属盐、含卤化合物、染料、表面活性剂等，其中有机溶剂、重金属盐可以使蛋白质发生变性失活，碘与酪氨酸不可逆结合使蛋白质发生变性，低浓度染料可以抑制细菌生长，表面活性剂可以改变细胞膜的通透性，也可使蛋白质发生变性。

三、实验材料与用具

① 菌种：大肠埃希菌（*Escherichia coli*）、枯草杆菌（*Bacillus subtilis*）、金黄色葡萄球菌（*Staphylococcus aureus*）、酿酒酵母（*Saccharomyces cerevisiae*）。

② 培养基：0.5%、5%、10% NaCl 浓度的牛肉膏蛋白胨培养基，pH=4、pH=7、pH=9 的牛肉膏蛋白胨培养基。

③ 试剂：2.5%碘酒、75%酒精、0.1%$HgCl_2$、5%苯酚。

④ 仪器及用具：无菌培养皿、无菌涂布棒、无菌五角星黑纸、0.6cm 无菌圆形滤纸、镊子、分光光度计、紫外灯、接种环。

四、实验步骤

1. 温度对微生物的影响

① 取牛肉膏蛋白胨斜面培养基 6 支，贴上标签，注明培养温度等。

② 在无菌操作下，用枯草杆菌、大肠埃希菌和金黄色葡萄球菌菌种进行斜面接种。分别放置于 30℃、60℃、4℃（冰箱）温度下培养 48h。

③ 观察记录。

2. 紫外线对微生物的影响

① 用无菌移液管吸取 0.1mL 金黄色葡萄球菌菌液，采用无菌操作将其加至牛肉膏蛋白胨琼脂培养基培养皿上，用无菌涂布棒涂均匀。

② 至无菌室内打开皿盖，将黑色无菌五角星纸片放置于平板上，在距离紫外灯 30cm 处照射 20min，去除黑纸，加上皿盖。

③ 于 28～30℃温箱中倒置培养 48h 后记录结果。

3. 渗透压对微生物的影响

① 取一块牛肉膏蛋白胨琼脂培养基培养皿，将其分成两个区，分别接种划线大肠埃希菌和金黄色葡萄球菌。

② 各取一块含 NaCl 浓度为 0.5%、5%、10%的牛肉膏蛋白胨琼脂培养基培养皿，将其分成两个区，分别接种划线大肠埃希菌和金黄色葡萄球菌。

③ 37℃培养 24h，观察记录。

4. pH 值的影响

① 按照无菌操作要求，将大肠埃希菌、枯草杆菌、酿酒酵母新鲜斜面培养物分别加到无菌生理盐水中，并调节菌悬液 OD_{600} 值为 0.05。

② 按照无菌操作要求，取上述三种菌悬液 0.1mL 分别接种到装有 100mL pH=4、pH=7、pH=9 的牛肉膏蛋白胨液体培养基中，在摇床上 37℃振荡培养 24～48h。

③ 将锥形瓶取出，以未接种的培养基为对照，用分光光度计测量培养物的 OD_{600} 值，记录结果。

5. 化学消毒药剂的影响

① 每组准备无菌培养皿 2 个，在皿底注明处理方法及菌种名称。

② 取枯草杆菌和金黄色葡萄球菌各 1 支，各注入 4mL 无菌水，以无菌操作用接种环将菌苔刮下，制成菌悬液。用无菌吸管各吸取枯草杆菌和金黄色葡萄球菌 0.2mL 于相应的培养皿中。

③ 将已熔化并冷却至 50℃左右的细菌培养基（不烫手为宜）分别倒入上述的培养皿中，混匀后凝固成平板。

④ 用镊子分别将滴有两滴 2.5%碘酒、75%酒精、5%苯酚、0.1% $HgCl_2$ 的小圆形滤纸片，放于对应平板上，盖上皿盖于 28～30℃温箱中培养 48h 后记录结果。

如果有抑制作用，则滤纸片四周出现无菌生长的抑菌圈，圈的大小可表示消毒剂抑菌的强弱（见图 13-1）。

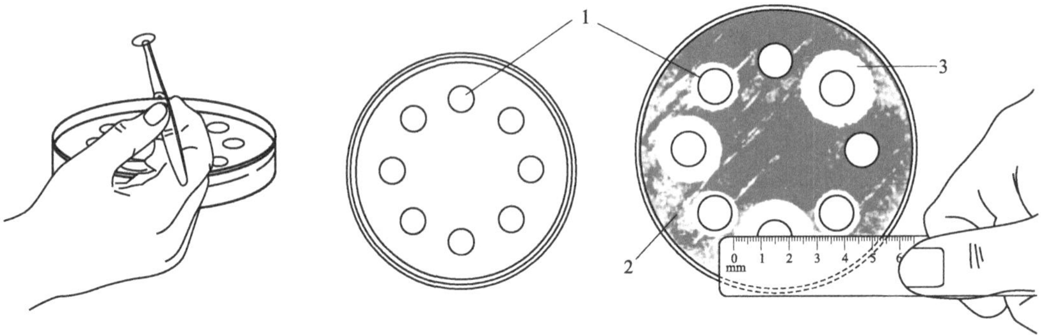

图 13-1　滤纸片法检测药物的杀菌作用

1—滤纸片；2—有菌区；3—抑菌区

五、注意事项

菌液涂布要均匀，滤纸片形状大小应一致，放置的滤纸片不要相隔太近，不要在培养基表面拖动滤纸片。

六、实验报告

1. 温度对微生物的影响实验结果

将实验结果填入表 13-1，“－”代表不生长，“＋”代表生长不好，“＋＋”代表生长一般，“＋＋＋”代表生长很好。

表 13-1　温度实验结果记录

温度	大肠埃希菌	金黄色葡萄球菌	枯草杆菌
4℃			
30℃			
60℃			

2. 紫外线对微生物的影响实验结果

将实验结果填入表 13-2，“－”代表不生长，“＋”代表生长不好，“＋＋”代表生长一般，“＋＋＋”代表生长很好。

表 13-2　紫外线实验结果记录

菌名	贴黑纸片照射的区域	没贴黑纸片照射的区域
金黄色葡萄球菌		

3. 渗透压对微生物的影响实验结果

将实验结果填入表 13-3，“—”代表不生长，“+”代表生长不好，“++”代表生长一般，“+++”代表生长很好。

表 13-3　渗透压实验结果记录

菌种	NaCl 浓度		
	0.5%	5%	10%
大肠埃希菌 金黄色葡萄球菌			

4. pH 值对微生物的影响实验结果

将实验结果填入表 13-4，“—”代表不生长，“+”代表生长不好，“++”代表生长一般，“+++”代表生长很好。

表 13-4　pH 值实验结果记录

菌种	OD_{600}		
	pH=4	pH=7	pH=9
大肠埃希菌 枯草杆菌 酿酒酵母			

5. 化学消毒药剂对微生物的影响实验结果

将实验结果填入表 13-5，“—”代表不生长，“+”代表生长不好，“++”代表生长一般，“+++”代表生长很好。

表 13-5　化学消毒药剂实验结果记录

消毒剂	抑菌圈直径/mm
2.5%碘酒	
75%酒精	
5%苯酚	
0.1% $HgCl_2$	

七、思考题

① 高温和低温对微生物生长各有何影响？为什么？

② 紫外线照射时，为什么要打开皿盖？

③ 简述 $HgCl_2$、碘酒、酒精、苯酚的抑菌机制。

实验十四 细菌生长曲线的测定

一、目的与要求

① 了解细菌生长曲线特点及测定原理。

② 学习用比浊法测定细菌的生长曲线。

二、基本原理

将少量细菌接种到一定体积适合的新鲜培养基中，在适宜的条件下进行培养，定时测定培养液中的生长菌量，以细菌数目的对数为纵坐标，以生长时间为横坐标，绘制的曲线叫生长曲线。它反映了单细胞微生物在一定环境条件下于液体培养时所表现出的群体生长规律。依据其生长速率的不同，一般可把生长曲线分为延缓期、对数生长期、稳定期和衰亡期。测定微生物的数量有多种不同的方法，可根据要求和实验室条件选用。本实验采用比浊法测定，由于细菌悬液的浓度与光密度（OD 值）成正比，因此可利用分光光度计测定菌悬液的光密度来推知菌液的浓度，并将所测的 OD 值与其对应的培养时间作图，即可绘出该菌在一定条件下的生长曲线。

三、实验材料与用具

① 菌种：大肠埃希菌（*Escherichia coli*）。

② 培养基：牛肉膏蛋白胨培养基。

③ 仪器及用具：分光光度计、比色杯、恒温摇床、无菌吸管、试管、锥形瓶。

四、实验步骤

1. 种子液制备

取大肠埃希菌斜面菌种 1 支，以无菌操作挑取 1 环菌苔，接种于牛肉膏蛋白胨液体培养基中，37℃振荡培养 16h 作种子培养液备用。

2. 标记编号

取盛有 50mL 无菌牛肉膏蛋白胨液体培养基的 250mL 锥形瓶 15 个，分别编号为 0h、1h、2h、3h、4h、5h、6h、8h、10h、12h、14h、16h、18h、20h。还有 1 个编号为空白对照。

3. 接种培养

用 1mL 无菌吸管分别准确吸取 1mL 种子液加入已编号的 15 个锥形瓶，于 37℃下振荡培养。然后分别按对应时间将锥形瓶取出，立即放冰箱中贮存，待培养结束时一同测定 OD 值。

4. 生长量测定

将未接种的牛肉膏蛋白胨培养基倾倒于比色杯中，选用 600nm 波长在分光光度计上调节零点，作为空白对照，并对不同时间培养液从 0h 起依次进行测定，对浓度大的菌悬液用未接种的牛肉膏蛋白胨液体培养基适当稀释后测定，使其 OD 值在 0.10～0.65 以内。

五、注意事项

① 采用对数生长期的培养物作为菌种。

② 分光光度计调零用的溶液要与测定液一致。

六、实验报告

① 将测定的 OD_{600} 值填入表 14-1。

表 14-1　测定结果

时间/h	0	1	2	3	4	6	8	10	12	14	16	18	20	对照
光密度（OD_{600}）														

② 绘制曲线

以上述表格中的时间为横坐标，OD_{600} 值为纵坐标，绘制大肠埃希菌的生长曲线。

七、思考题

① 测定和绘制细菌的生长曲线对科学研究和发酵生产有何指导意义？

② 若同时用平板菌落计数法测定，所绘出的生长曲线与用比浊法测定绘出的生长曲线有何差异？为什么？

实验十五　微生物菌种保藏

一、目的与要求

了解菌种常规保藏方法的基本原理，掌握几种常用的菌种保藏方法。

二、基本原理

菌种是一种重要的生物资源，菌种保藏主要是根据微生物生理生化特点，人工创造条件，使微生物处于代谢不活泼、生长繁殖受抑制的休眠状态，即采取低温、干燥、缺氧3种措施，使菌种暂时处于休眠状态，其遗传物质的稳定性显著提升，微生物的性状也随之保持稳定，从而达到维持种系稳定的目的。依据不同的菌种或不同的需求，应该选用不同的保藏方法。一般情况下，斜面保藏法、半固体穿刺保藏法、液体石蜡保藏法和沙土管保藏法较为常用，也比较容易制作。

三、实验材料与用具

① 菌种：细菌、酵母菌、放线菌和霉菌。

② 培养基：牛肉膏蛋白胨斜面培养基（培养细菌）、麦芽汁斜面培养基（培养酵母菌）、高氏1号斜面培养基（培养放线菌）、马铃薯蔗糖斜面培养基（培养丝状真菌）、LB培养基。

③ 试剂或材料：无菌水、液体石蜡、P_2O_5、脱脂奶粉、10%HCl、干冰、95%乙醇、50%甘油、瘦黄土（有机物含量少的黄土）、食盐、河沙。

④ 仪器或用具：无菌吸管、无菌滴管、无菌培养皿、安瓿、冻干管、40目与100目筛、油纸、滤纸条、冷冻真空干燥装置、喷灯、L形五通管、冰箱、低温冰箱（－30℃）、超低温冰箱。

四、实验步骤

1. 斜面保藏法

① 贴标签：取各种无菌斜面试管数支，将标有菌株名称和接种日期的标签贴贴在试管斜面的正上方，距试管口2～3cm处。

② 斜面接种：将待保藏的菌种用接种环以无菌操作移接至相应的试管斜面上，细菌和酵母菌宜采用对数生长期的细胞，而放线菌和霉菌宜采用成熟的孢子。

③ 培养：细菌置于37℃恒温培养18～24h，酵母菌置于28～30℃培养36～60h，放线菌和霉菌置于28℃培养4～7d。

④ 保藏：斜面长好后，可直接放入4℃冰箱保藏。为防止棉塞受潮长杂菌，管口棉花应用牛皮纸包扎，或换上无菌胶塞，亦可用熔化的固体石蜡熔封棉塞或胶塞。

保藏时间依微生物的种类各异。霉菌、放线菌及有芽孢的细菌保藏2～4个月移种一次；普通细菌最好每月移种一次；假单胞菌2周传代一次；酵母菌间隔2个月移种一次。此法操作简单，使用方便，不需特殊设备，能随时检查所保藏的菌株是否死亡、变异与污染杂菌等；缺点是保藏时间短，需定期传代，且易被污染，菌种的主要特性容易改变。

2. 液体石蜡保藏法

① 液体石蜡灭菌：将液体石蜡分装于 250mL 锥形瓶中，塞上棉塞并用牛皮纸包扎，121℃灭菌 30min，然后放在 40℃恒温箱中使水汽蒸发后备用。

② 接种培养：同斜面保藏法。

③ 加液体石蜡：用无菌滴管吸取液体石蜡以无菌操作加到菌种已长好的斜面上，加入量以高出斜面顶端约 1cm 为宜。

④ 保藏：棉塞外包牛皮纸，将试管直立放置于 4℃冰箱中保存。

⑤ 恢复培养：用接种环从液体石蜡下挑取少量菌种，在试管壁上轻靠几下，尽量使石蜡油滴净，再接种于新鲜培养基中培养。由于菌体表面粘有液体石蜡，生长较慢且有黏性，故一般须转接 2 次才能获得良好菌种。

此法实用而且效果较好。产孢子的霉菌、放线菌、芽孢杆菌可保藏 2 年以上，有些酵母菌可保藏 1～2 年，一般无芽孢细菌也可保藏 1 年左右，甚至用一般方法很难保藏的脑膜炎球菌用此法在 37℃温箱内亦可保藏 3 个月之久。此法的优点是制作简单，不需特殊设备，且不需经常移种；缺点是保存时必须直立放置，所占位置较大，同时也不便携带。

3. 甘油管冷冻保藏法

① 用灼烧灭菌后的接种环取斜面菌种在平板上划线分离出单菌落。

② 将平板倒置于 30℃或 37℃恒温培养箱，培养 24～48h，至单菌落的大小为 3mm 左右。

③ 挑取一个单菌落，接种于一个装 50mL LB 培养基的 300mL 锥形瓶中，30℃或 37℃振荡培养 10～15h，至菌密度 OD_{600} 为 1.0～1.5。

④ 用灼烧灭菌后的接种环取少量种子液，涂片后，进行革兰氏染色，在显微镜下观察菌体的形态，以及是否有杂菌。

⑤ 按 50%甘油：种子液为 1：1（体积分数）的量加至事先灭菌的菌种保存管（1～2mL/管），−70℃或液氮保存。

4. 沙土管保藏法

① 河沙处理：取河沙若干加入 10% HCl，加热煮沸 30min 除去有机质，倒去盐酸溶液，用自来水冲洗至中性，最后一次用蒸馏水冲洗，烘干后用 40 目筛过筛，弃粗颗粒，备用。

② 土壤处理：取非耕作层不含腐殖质的瘦黄土或红土，加自来水浸泡洗涤数次，直至中性。烘干后碾碎，用 100 目筛过筛，弃去粗颗粒部分。

③ 沙土混合：处理妥当的河沙与土壤按 3：1 的比例（或根据需要而定比例，也可全部用沙或土）掺合均匀后，装入小试管或安瓿，每管分装 1g，塞上棉塞，进行灭菌（通常采用间歇灭菌 2～3 次），最后烘干。

④ 无菌检查：每 10 支沙土管中随机抽一支，将沙土倒入肉汤培养基中，30℃培养 40h，若发现有微生物生长，则所有沙土管需重新灭菌，再做无菌试验，直至证明无菌后方可使用。

⑤ 菌悬液的制备：取生长健壮的新鲜斜面菌种，加入 2～3mL 无菌水（每 18mm×180mm 的试管斜面接种），用接种环轻轻将菌苔洗下，制成菌悬液。

⑥ 分装样品：向每支沙土管（注明标记后）加入 0.5mL 菌悬液（刚刚使沙土湿润为宜），用接种针拌匀。

⑦ 干燥：将装有菌悬液的沙土管放入干燥管内，干燥器底部盛有干燥剂。用真空泵抽干水分后火焰封口（也可用橡皮塞塞住试管口）。

⑧ 保存：置于4℃冰箱或室温干燥处，每隔一定的时间检测。

此法多用于保藏产芽孢的细菌、产生孢子的霉菌和放线菌。在抗生素生产工业中应用广泛、效果较好，可保存几年时间，但对营养细胞效果不佳。

5. 冷冻真空干燥法

① 准备安瓿：选用内径5mm、长10.5cm的硬质玻璃试管，用10% HCl浸泡8～10h后用自来水冲洗多次，最后用去离子水洗1～2次，烘干，将印有菌名和接种日期的标签放入安瓿管，有字的一面朝向管壁。管口加棉塞，121℃灭菌30min。

② 制备无菌脱脂牛奶：将脱脂奶粉配成20%乳液，分装，121℃灭菌30min，并进行无菌试验。

③ 准备菌种：选用无污染的纯菌种，一般细菌培养24～48h，酵母菌培养3d，放线菌与霉菌培养7～10d。

④ 制备菌液及分装：吸取3mL无菌牛奶直接加入斜面菌种管，用接种环轻轻搅动菌落，再用手摇动试管，制成均匀的细胞或孢子悬液。用无菌长滴管将菌液分装于安瓿底部，每管装0.2mL。

⑤ 预冻：将安瓿外的棉花剪去并将棉塞向里推至离管口约15mm处，再通过乳胶管把安瓿连接于总管的侧管上，总管则通过厚壁橡胶管及三通短管与真空表及干燥瓶、真空泵相连接，将所有安瓿浸入装有干冰和95%乙醇的预冷槽（此时槽内温度可达－40～－50℃），只需冷冻1h左右，即可使悬液冻结成固体。

⑥ 真空干燥：完成预冻后，升高总管使安瓿仅底部与冰面接触（此处温度约－10℃），以保持安瓿内的悬液仍为固体状态。开启真空泵后，应在5～15min内使真空度达66.7Pa以下，使被冻结的悬液开始升华，当真空度达到26.7～13.3Pa时，冻结样品逐渐被干燥成白色片状，此时使安瓿脱离冰浴，在室温（25～30℃）下继续干燥（管内温度不超过30℃），升温可加速样品中残余水分的蒸发。总干燥时间应根据安瓿的数量、悬浮液装量及保持剂性质来定，一般3～4h即可。

⑦ 封口样品：干燥后继续抽真空达1.33Pa时，在安瓿棉塞的稍下部位用酒精喷灯火焰灼烧，拉成细颈并熔封成冻干管，然后置于4℃冰箱内保藏。

⑧ 恢复培养：取用冻干管时，先用75%乙醇将冻干管外壁擦干净，再用砂轮或锉刀在冻干管上端画一小痕迹，然后将所画之处向外，两手握住冻干管的上下两端稍向外用力便可打开冻干管，或将冻干管近口烧热，在热处滴几滴水，使之破裂，再用镊子敲开。用无菌的长颈滴管吸取菌液至合适培养基中，放置在最适温度下培养。

冷冻真空干燥法综合利用了各种有利于菌种保藏的因素（低温、干燥和缺氧等），是目前最有效的菌种保藏方法之一。保存时间可超过10年。

五、注意事项

① 从液体石蜡封藏的菌种管中挑菌后，接种环上带有石蜡油和菌，故接种环在火焰上灭菌时要先在火焰边烤干再直接灼烧，以免菌液四溅，引起污染。

② 50%甘油母液要多灭菌几次，因为甘油对细菌有很好的保护作用，所以灭菌除杂时难以彻底灭菌。最后的甘油浓度一般为15%～30%，浓度过高不易冻结，而且如有质粒也

有可能导致质粒丢失（有质粒时甘油浓度尽量低一些）。

③ 在真空干燥过程中安瓿内样品应保持冻结状态，以防止抽真空时样品产生泡沫而外溢。

④ 熔封安瓿时注意火焰大小要适中，封口处灼烧要均匀，若火焰过大，封口处易弯斜，冷却后易出现裂缝而造成漏气。

六、实验报告

① 简述冷冻真空干燥法保藏菌种的原理。

② 液体石蜡保藏法中，液体石蜡的作用是什么？

③ 经常使用的细菌菌株，使用哪种保藏方法比较好？

④ 沙土管保藏法适合保藏哪一类微生物？

七、思考题

根据你自己的实验，谈谈1～2种菌种保藏方法的利弊。

第二篇

综合应用性实验

第一章
微生物学检验

实验十六　水中细菌学检查

一、目的与要求

① 学习水样细菌总数的测定方法。

② 了解水质状况同细菌数量的关系。

二、基本原理

水中的细菌数量是评价水质状况的重要指标之一。生活用水的水源常被生活污水、工业废水或人与动物的粪便所污染，可能含有腐生性和病原性等不同类型的微生物。腐生性微生物对人无害，而病原性微生物则能引起传染病的发生。因此必须对生活用水及其水源进行严格的细菌学检查。

水中细菌总数可说明水被有机物污染的程度。细菌数越多，有机物质含量越高。肠道中的绝大多数腐生性和致病性的细菌，可在营养丰富的牛肉膏蛋白胨培养基上生长，出现肉眼可见的菌落。

细菌总数是指 1mL 水样在牛肉膏蛋白胨琼脂培养基中，37℃、培养 24h 后，所生长的菌落数。

对于饮用水，一般规定 1mL 自来水中总菌数不得超过 100 个。

三、实验材料与用具

① 培养基：营养琼脂培养基。

② 仪器及用具：无菌采样瓶、无菌移液管、无菌培养皿、无菌空瓶、无菌试管。

四、实验步骤

1. 采取水样

① 自来水：将自来水龙头用火焰烧灼 3min 灭菌，再拧开水龙头流水 5min，以排除管道内积存的死水，随后用已灭菌的锥形瓶接取水样，以供检测。

② 池水、湖水或河水：将无菌的带玻璃塞的小口瓶浸入距水面 10～15cm 深的水层，瓶口朝上，除去瓶塞，待水填满采样瓶后，盖好瓶塞，取出后立即进行检测，或临时存于冰箱，但不能超过 24h。

2. 水中细菌总数测定

（1）自来水

① 取 2 个无菌培养皿，用无菌吸管分别吸取 1mL 水样注入无菌培养皿。

② 分别倾注约 15mL 已熔化并冷却到 45℃左右的牛肉膏蛋白胨琼脂培养基，并立即在桌上做平面旋摇，使水样与培养基充分混匀。

③ 另取一空的无菌培养皿，倾注牛肉膏蛋白胨琼脂培养基 15mL 作空白对照。

④ 培养基凝固后，倒置于 37℃温箱中，培养 24h，进行菌落计数。

⑤ 两个平板的平均菌落数即为 1mL 水样的细菌总数。

（2）池水、河水或湖水等

① 稀释水样：取 3 个无菌空试管，分别加入 9mL 无菌水。取 1mL 水样注入第一管 9mL 无菌水内，摇匀，再从第一管中取 1mL 加至下一管无菌水内，如此稀释到第三管，稀释度分别为 10^{-1}、10^{-2} 与 10^{-3}。稀释倍数应视水样污浊程度而定，以培养后平板的菌落数在 30～300 个的稀释度最为合适，若三个稀释度的菌数均多到无法计数或少到无法计数，则需继续稀释或减小稀释倍数。

一般中等污秽水样，取 10^{-1}、10^{-2}、10^{-3} 三个连续稀释度，污秽严重的水样取 10^{-2}、10^{-3}、10^{-4} 三个连续稀释度。

② 自最后三个稀释度的试管中各取 1mL 稀释水加入空的无菌培养皿中，每一稀释度做两个培养皿。

③ 各倾注 15mL 已熔化并冷却至 45℃左右的牛肉膏蛋白胨琼脂培养基，立即放在桌上摇匀。

④ 凝固后倒置于 37℃培养箱中培养 24h。

3. 菌落计数方法

平板菌落的计算，可用肉眼观察，必要时用放大镜检查，防止遗漏，也可借助菌落计数器计数。对长得相当接近，但不相触的菌落，应逐个计数。对链状菌落，应当作为一个菌落来计算。平板中若出现较大片状菌落，则该平板不宜用于计数，若片状菌落面积小于平板的一半，而平板其余位置菌落分布又均匀，则可将其菌落数的 2 倍作为全皿的数目。算出同一稀释度的平均菌落数，供下一步计算时用。

① 首先选择平均菌落数在 30～300 个的平板进行计算。当只有一个稀释度的平均菌落数符合此范围时，即可用它作为平均值乘其稀释倍数（见表 16-1 中编号 1 的数据）。

② 若有两个稀释度的平均菌落数都在 30～300 个，则应按两者的比值来决定。若其比例小于 2，应报告两者的平均数；若大于 2，则报告其中较小的数字（见表 16-1 的编号 2 和编号 3）。

③ 如果所有稀释度的平均菌落数均大于 300，则应按稀释度最高的平均菌落数乘以稀释倍数报告（见表 16-1 的编号 4）。

④ 若所有稀释度的平均菌落数均小于 30，则应按稀释度最低的平均菌落数乘以稀释倍数报告（见表 16-1 的编号 5）。

⑤ 如果全部稀释度的平均菌落数均不在 30～300 个范围内，则以最接近 300 或 30 的平均菌落数乘以稀释倍数报告（见表 16-1 的编号 6）。

⑥ 菌落计数的报告：菌落在 100 个以内时，按实有数报告；大于 100 个时，采用二位有效数字，在二位有效数字后面的数值，以四舍五入方法计算，为了缩短数字后面的零数也可用 10 的指数来表示（见表 16-1 的“报告方式”）。

表 16-1　稀释度选择及菌落报告方式

编号	不同稀释度的平均菌落数			两个稀释度菌落数之比	菌落总数/(个/mL)	报告方式/(个/mL)
	10^{-1}	10^{-2}	10^{-3}			
1	1360	164	20	—	16400	16000 或 1.6×10^4
2	2760	295	46	1.6	37750	38000 或 3.8×10^4
3	2890	271	60	2.2	27100	27000 或 2.7×10^4
4	无法计数	4651	513	—	513000	510000 或 5.1×10^5
5	27	11	5	—	270	270 或 2.7×10^2
6	无法计数	305	12	—	30500	31000 或 3.1×10^4

五、注意事项

① 注意实验时间安排，水样采集后要求及时进行实验检测，否则需要放置于4℃冰箱保存。

② 选择适当的稀释度进行测定，以减少实验误差。

六、实验报告

① 学校各生活区水样中细菌总数是多少？

② 湖水（或河水）水样中细菌总数是多少？不同区域取样有无区别，为什么？

七、思考题

① 本实验为什么要选择适当的稀释度？

② 在本实验操作中应该注意什么问题？

实验十七　多管发酵法测定水中大肠菌群

一、目的与要求

① 掌握水中大肠菌群的测定方法。

② 了解大肠菌群的数量在饮用水水质检测中的重要性。

二、基本原理

若水源被粪便污染，则有可能也被肠道病原菌污染，然而肠道病原菌在水中容易死亡与变异，因此数量较少，要从水中特别是自来水中分离出这类病原菌常较困难且费时，因此常借助指示菌来判断水源中有无病原菌，此指示菌应是大量出现在粪便中的非病原菌，并且和水源病原菌相比是较易检出的。若指示菌在水中不存在或数量很少，则大多数情况下可认为水中没有病原菌。最广泛应用的指示菌是大肠菌群（coliform）。

大肠菌群是指一群需氧和兼性厌氧、革兰氏阴性、无芽孢的杆状细菌，在乳糖培养基中，经 37℃培养 24～48h 后能产酸产气，该菌主要源于人畜粪便，所以常被作为粪便污染的指示菌。根据水中大肠菌群的数目可判断水源是否被粪便污染，并间接推测水源受肠道病原菌污染的可能性。

我国《生活饮用水卫生标准》GB 5749—2022 中规定生活饮用水中总大肠菌群（MPN/100mL 或 cfu/100mL）、大肠埃希菌（MPN/100mL 或 cfu/100mL）不应检出，菌落总数常规限值为 100MPN/mL 或 cfu/mL。

三、实验材料与用具

① 培养基：牛肉膏蛋白胨培养基、乳糖蛋白胨培养基、三倍乳糖蛋白胨培养基、伊红亚甲蓝琼脂培养基。

② 仪器及用具：试管、杜氏发酵管、无菌空瓶、无菌水、无菌培养皿、移液管。

四、实验步骤

1. 采取水样

同实验十六。

2. 发酵法检查大肠菌群

（1）自来水

① 初发酵试验：向 2 个装有 50mL 三倍乳糖蛋白胨培养基的发酵管中，各加入 100mL 水样，向 10 支装有 5mL 三倍乳糖蛋白胨培养基的发酵管中，各加入 10mL 水样。混匀后 37℃培养 24h。

② 平板分离：经 24h 培养后，将产酸产气及只产酸的发酵管中的菌液，分别划线接种于伊红亚甲蓝平板上，于 37℃培养 18～24h，将符合下例特征的菌落的一部分，进行涂片、革兰氏染色、镜检。

a. 深紫黑色，具有金属光泽的菌落；

b. 紫黑色，不带或略带金属光泽的菌落；

c. 淡紫红色，中心色较深的菌落。

③ 复发酵试验：经涂片、染色、镜检确定为革兰氏阴性无芽孢杆菌时，挑取该菌落的另一部分，接种于普通浓度的乳糖蛋白胨培养基发酵管中，每管可接种来自同一发酵管的同类型菌落 1～3 个。37℃培养 24h，结果若产酸产气，即证实有大肠菌群存在。

若证实有大肠菌群存在后，再根据发酵试验的阳性管数在表 17-1 中查询，即得大肠菌群数。

表 17-1　大肠菌群检数表（自来水）

10mL 水量的阳性管数	100mL 水量的阳性管数		
	0	1	2
	每升水样中大肠菌群数		
0	＜3	4	11
1	3	8	18
2	7	13	27
3	11	18	38
4	14	24	52
5	18	30	70
6	22	36	92
7	27	43	120
8	31	51	161
9	36	60	230
10	40	69	＞230

注：接种水样总量 300mL（100mL 2 份，10mL 10 份）。

（2）池水、湖水或河水等

分别取湖水 10^{-2}、10^{-1} 的稀释液及原水样各 1mL，加到装有 10mL 普通乳糖蛋白胨培养基的发酵管中。另取 10mL 和 100mL 原水样，分别加到装有 5mL 和 50mL 三倍乳糖蛋白胨培养基的发酵管中。

其余步骤同上述自来水的平板分离和复发酵试验。

若证实有大肠菌群存在，则根据大肠菌群阳性管数在表 17-2 中查询，即得每升水样中的大肠菌群数。

表 17-2　大肠菌群检数表（池水、湖水或河水等）

接种水样量/mL				每升水样中大肠菌群数
100	10	1	0.1	
—	—	—	—	＜9
—	—	—	+	9
—	—	+	—	9
—	+	—	—	9.5

续表

接种水样量/mL				每升水样中大肠菌群数
100	10	1	0.1	
−	−	+	+	18
−	+	−	+	19
−	+	+	−	22
+	−	−	−	23
−	+	+	+	28
+	−	−	+	92
+	−	+	−	94
+	−	+	+	180
+	+	−	−	230
+	+	−	+	960
+	+	+	−	2338
+	+	+	+	>2380

注：接种水样总量111.1mL（100mL、10mL、1mL、0.1mL各1份）。

五、注意事项

① 认真配制不同类型培养基。检测中应合理控制所加的水样量。

② 多管发酵法中水样稀释比例要适宜。

③ 挑选菌落时认真选择大肠菌群典型菌落。

六、实验报告

① 学校各生活区水样中，每升水中含多少大肠菌群？水源被污染会出现什么情况？

② 湖水（或河水）水样中大肠菌群数是多少？不同区域取样有无区别，为什么？

七、思考题

① 大肠菌群的定义是什么？

② 大肠菌群中的细菌种类一般并非病原菌，为什么要选大肠菌群作为判断水源被污染的指标？

③ 伊红亚甲蓝培养基中的哪些成分有助于鉴别大肠菌群？

④ 假如水中有大量的致病菌——霍乱弧菌，用多管发酵法检查大肠菌群，能否得到阴性结果？为什么？

实验十八 食品中大肠菌群的测定

一、目的与要求

① 了解测定大肠菌群在食品卫生检验中的意义。

② 学习并掌握大肠菌群的 MPN 检验方法。

③ 学习并掌握大肠菌群的平板计数法。

二、基本原理

本实验参照《食品安全国家标准 食品微生物学检验 大肠菌群计数》GB 4789.3—2025进行大肠菌群的检测。大肠菌群（coliform）是指在（36±1)℃培养（24±2）h条件下能发酵乳糖、产酸产气的需氧和兼性厌氧革兰氏阴性无芽孢杆菌。现行国家标准中，大肠菌群计数方法有最大概率数（most probable number，MPN）法和平板计数法。其中，最大概率数(MPN）法是基于泊松分布原理，通过稀释接种后的阳性管数推算微生物浓度的一种间接计数方法，适用于菌落难以区分的高黏度或含颗粒食品（常用三管法或五管法操作）；平板计数法为直接计数方法，适用于能形成清晰菌落的低黏度、无颗粒食品（可采用倾注法或涂布法操作）。

食品的微生物学指标主要包括菌落总数、大肠菌群和致病菌等项目。其中，菌落总数和大肠菌群是最重要、最常用的检验项目。检测食品中的菌落总数，可以了解食品在生产中，从原料加工到成品包装受外界污染的情况，从而反映食品的卫生质量。一般来说，菌落总数越多，说明食品的卫生质量越差，遭受病原菌污染的可能性越大。而菌落仅少量存在时，病原菌污染的可能性就较低或者几乎不存在。因此，菌落总数的测定对评价食品的新鲜度和卫生质量有着一定的卫生指标的作用，但不能单凭此一项指标来判定食品的卫生质量，还必须配合大肠菌群和致病菌的检验，才能作出比较全面、准确的评价。大肠菌群是肠道最普遍存在和数量最多的一群杆菌。食品中若有大肠菌群存在，也会影响人的健康。

大肠菌群是粪便污染的指示菌，在粪便中数量最多；在外环境中存活的时间与致病菌大体相同；检测方法简便容易。测定大肠菌群的意义：①判断食品是否受到粪便污染。②有利于控制肠道传染病的发生和流行。③有利于控制食品在生产加工、运输、保存等过程中的卫生状况。

三、实验材料与用具

① 菌种：大肠埃希菌（*Escherichia coli*）。

② 培养基和试剂：月桂基硫酸盐胰蛋白胨（lauryl sulfate tryptose，LST）肉汤培养基、煌绿乳糖胆盐（brilliant green lactose bile，BGLB）肉汤培养基、结晶紫中性红胆盐琼脂（violet red bile agar，VRBA）培养基。

四、实验步骤

1. 最大概率数（MPN）法检测大肠菌群

（1）样品的稀释

① 固体和半固体样品：称取 25g 样品，放入盛有 225mL 磷酸盐缓冲液或生理盐水的无

菌均质杯内，8000～10000r/min 均质 1～2min，或放入盛有 225mL 磷酸盐缓冲液或生理盐水的无菌均质袋中，用拍击式均质器拍打 1～2min，制成 1∶10 的样品匀液。

② 液体样品：以无菌吸管吸取 25mL 样品置于盛有 225mL 磷酸盐缓冲液或生理盐水的无菌锥形瓶（瓶内预置适当数量的无菌玻璃珠）中，充分混匀，制成 1∶10 的样品匀液。

样品匀液的 pH 值应在 6.5～7.5 之间，必要时用 1mol/L NaOH 或 1mol/L HCl 调节。

食品中大肠菌群的检测程序为每个稀释度接种 3 管，也可直接用样品接种。

（2）乳糖初发酵试验

其目的在于检查样品中有无发酵乳糖产生气体的细菌。将待检样品选择 3 个适合浓度接种于 LST 肉汤培养基内，接种量在 1mL 以上者，用双倍乳糖胆盐发酵管；1mL 及 1mL 以下者，用单倍乳糖胆盐发酵管。每一个稀释度接种 3 管，置于（36±1)℃温箱内，培养(24±2)h，如所有都不产气，则可报告为大肠菌群阴性；如有产气者，则按下列程序进行。

（3）乳糖复发酵试验

其目的在于证明在乳糖初发酵试验呈阳性反应的试管内分离到的革兰氏阴性无芽孢杆菌的确能发酵乳糖产生气体。用接种环从产气的 LST 肉汤培养液中取一环菌液移种到 BGLB 肉汤培养基中，置于（36±1)℃温箱内培养（24±2)h，观察产气情况。产气为阳性结果。

（4）大肠菌群最大概率数（MPN）的报告

统计阳性结果，查 MPN 检索表报告每 100mL（g）食品中存在的大肠菌群的最大概率数。查相应食品的国家卫生标准，报告所测样品是否合格。

2. 大肠菌群平板计数法

（1）样品的稀释

同 MPN 法。

（2）平板计数

① 选取 2 个至 3 个适宜的连续稀释度，每个稀释度接种于 2 个无菌培养皿，取 1mL 生理盐水加入无菌培养皿作空白对照。

② 将 20mL 左右的 VRBA 培养基倾注于每个培养皿中，小心旋转培养皿，将培养基与样液充分混匀，待琼脂凝固后，再加 3～4mL VRBA 培养基覆盖平板表层，置于（36±1)℃温箱内，培养（24±2)h。

③ 平板菌落数的选择：选取菌落数在 15～150cfu 的平板，分别计数平板上出现的典型和可疑大肠菌群菌落。典型菌落是紫红色，菌落周围有红色的胆盐沉淀环，菌落直径为 0.5mm 或更大。

（3）证实试验

从 VRBA 平板上挑取 10 个不同类型的典型和可疑菌落，分别接种于 BGLB 肉汤发酵管内，置于（36±1)℃温箱内，培养 24～48h。观察产气情况，若产气，即可报告为大肠菌群阳性。

（4）大肠菌群平板计数的报告

经最后证实为大肠菌群阳性的试管比例乘以计数的平板菌落数，再乘以稀释倍数，即为每克（毫升）样品中大肠菌群数。

例：10^{-4} 样品稀释液 1mL，在 VRBA 平板上有 100 个典型和可疑菌落，挑取其中 10 个接种 BGLB 肉汤发酵管，证实有 6 个阳性管，则该样品的大肠菌群数为

$$100\times\frac{6}{10}\times10^4=6.0\times10^5[\text{cfu/g(mL)}]$$

五、注意事项

① 从制备样品匀液至稀释完毕，全过程不得超过 15min。

② 对产酸但未看到气泡的乳糖发酵，用手轻打动试管，如有气泡沿管壁上浮，应考虑可能有气体产生，应进一步试验。

③ 挑选菌落进行证实试验时，从每个平板上挑取不少于 2 个典型菌落或非典型菌落（如无可挑取典型菌落）进行接种。

六、实验报告

1. MPN 法测定结果

将实验结果按要求如实填入表 18-1。

表 18-1　MPN 法试验结果记录表

接种量	管号	初发酵反应结果	有无典型菌落	革兰氏染色结果	复发酵反应结果	最后结论(＋或－)
1mL	1					
	2					
	3					
0.1mL	1					
	2					
	3					
0.01mL	1					
	2					
	3					

2. 结果报告

① 根据证实大肠菌群的阳性管数，查 MPN 检索表报告每 100mL（g）食品中存在的大肠菌群的最大概率数。查相应食品的国家卫生标准，报告所测样品是否合格。

② 大肠菌群平板计数的报告：记录大肠菌群平板计数，计算出总大肠菌群数目。

七、思考题

① 测定食品、饮料等产品的大肠菌落总数有什么意义？

② 大肠菌群数的检验中，要注意哪些事项？

第二章
功能微生物

实验十九　产蛋白酶枯草杆菌的筛选

一、目的与要求

① 学习从各种样品中分离枯草杆菌的操作技术。

② 掌握产蛋白酶菌株的初筛方法。

二、基本原理

蛋白酶是一类催化肽链中肽键水解的酶类，已广泛应用于食品、医药、洗涤、纺织、制革、废物处理和银的回收等领域，是世界三大工业用酶之一。多数枯草杆菌能产生蛋白酶、淀粉酶、抗生素等物质，是工业酶制剂生产的重要菌种。其主要存在于土壤或腐烂的稻草之中。该菌能够形成芽孢，具有较强的抗热能力，因此可以通过高温加热杀死其中不生芽孢的细菌，使枯草杆菌得到富集。

利用产蛋白酶菌株分泌胞外蛋白酶的特性，可以选择脱脂牛奶为底物的选择性培养基，产蛋白酶枯草杆菌在脱脂牛奶平板上生长后，其菌落周围可形成明显的透明圈。而透明圈直径（d_H）与菌落直径（d_C）的比值（d_H/d_C）常被作为判断该菌株蛋白酶产生能力的初筛依据，其比值越大，酶活力越高，进而可获得产蛋白酶活力强的菌株。

三、实验材料与用具

① 样品：地表下 10～15cm 的土壤或者枯枝烂叶、腐烂稻草中的土样。

② 培养基：牛肉膏蛋白胨培养基、脱脂牛奶平板（在牛肉膏蛋白胨培养基中添加终质量浓度为 1.5%的脱脂牛奶）。

③ 仪器和用具：锥形瓶、培养皿、吸管、试管、涂布棒、水浴锅、高压灭菌锅、显微镜、游标卡尺。

四、实验步骤

1. 采样

从地表下 10～15cm 的土壤中用无菌小铲、纸袋取土样，并记录取样的地理位置、pH 值、植被情况等。

2. 富集培养

一般来讲，样品中欲分离微生物的数量较少，利用微生物所需营养的区别，在增殖培养基中可使其余微生物的生长受到抑制，而促进目标微生物的生长，从而达到分离所需微生物的目的，这种培养称为增殖培养。

取土样平摊于一张干净的纸上，从四个角和中央各取一点土，混匀，称取 1g，置于装有 20mL 牛肉膏蛋白胨培养基的 250mL 锥形瓶中，六层纱布封口，于 80℃水浴加热处理 10min，以杀死样品中的微生物营养体细胞。然后 30℃，150r/min，振荡培养 24h。

3. 涂布分离

将增殖培养液置于 80℃水浴中加热 10min，再次杀死不形成芽孢的营养体细胞，以浓缩芽孢杆菌，然后取 1mL 处理液以 10 倍稀释法分别稀释到 10^{-4}、10^{-5}、10^{-6} 等。分别取 0.1mL 菌液于无菌的脱脂牛奶平板上（初筛平板，每个稀释度接种两皿），用灭过菌的涂布棒将菌液均匀涂布在牛奶平板上，倒置于 37℃培养箱中培养 24～48h。观察牛奶平板上菌落周围的透明圈，挑起少许菌苔涂片，做芽孢染色，观察是否有枯草杆菌存在，挑 d_H/d_C 比值大的菌接入斜面培养基，30℃培养 24h，备用。

4. 纯化

用平板划线分离法在牛奶平板或牛肉膏蛋白胨平板上分离纯化挑选出的菌株。

5. 纯种鉴定

染色，油镜观察，从细胞形态及菌落特征进行鉴别。

① 观察细胞形态、菌落特征、芽孢形成情况。

② 产蛋白酶能力的测定：直接观察在牛奶平板上菌落周围形成的透明圈。

6. 菌种保藏

本实验分离得到的枯草杆菌将作为后续实验的菌种使用。

五、注意事项

① 产蛋白酶菌的筛选，以脱脂牛奶平板为初筛培养基，透明圈明显。

② 运用梯度稀释法涂布时，菌液浓度不同，导致所得菌落的密度不同。需选择适当的稀释梯度，使菌落的分布较好且有最大的透明圈。

六、实验报告

绘制菌体形态图，计算不同单菌落的 d_H/d_C。

七、思考题

① 筛选产蛋白酶枯草杆菌的依据是什么？

② 在选择平板上分离获得产蛋白酶菌的比例如何？试结合采样地点进行分析。

实验二十　基于 16S rDNA 序列鉴定产蛋白酶菌株

一、目的与要求

① 掌握基于 16S rDNA 序列对细菌进行分类的原理及方法。

② 学会菌落 PCR 方法。

③ 学会常用的序列分析方法。

二、基本原理

随着分子生物学的迅速发展，细菌的分类鉴定从传统的表型、生理生化分类进入各种基因型分类水平，如（G+C）mol%、DNA 杂交、rDNA 指纹图、质粒图谱和 16S rDNA 序列分析等。

细菌中 16S rRNA 对应于基因组 DNA 上的一段基因序列称为 16S rDNA。16S rDNA 分子量适中，又具有保守性和普遍存在性等特点，序列变化与进化距离相适应，序列分析的重现性极高，因此，现在普遍采用 16S rDNA 作为序列分析对象对微生物进行测序分析。16S rDNA 序列既能体现不同菌属之间的差异，又能利用 PCR 技术较容易地获取。通过对其序列的分析及同源性比较，可以计算、了解不同菌属和菌种在遗传进化方面的距离，判定不同菌属、菌种间遗传关系的远近，绘出进化树，从而达到对细菌进行分类的目的。

三、实验材料与用具

① 菌种：实验十九中自筛的产蛋白酶枯草杆菌。

② 器材：电泳仪、紫外透射仪、PCR 仪、微波炉、微量移液器以及配套吸头、PCR 管、锥形瓶、制胶器、牙签、PE 手套等。

③ 试剂：dNTPmix（含 dATP、dCTP、dGTP、dTTP 各 2mmol/L）、Taq 酶、10×PCR 缓冲液、2.5mmol/L $MgCl_2$、琼脂糖、TAE 缓冲液、TE 缓冲液、上样缓冲液、DNA Marker、核酸染料 SYBR、细菌 16S rDNA 通用引物 1 对。

上游引物 27F：5-ATTCCGGTTGATCCTGC-3

下游引物 1541R：5-AGGAGGTGATCCAGCCGCA-3

四、实验步骤

1. 菌落 PCR 扩增

① 用无菌牙签挑取单个菌落到 0.2mL PCR 管中，加入 10μL 无菌 1×TE 缓冲液混匀（可用戴手套的手指弹击 PCR 管），标记，盖紧，100℃煮沸 5min，−20℃冷冻 5min，重复煮沸 2 次，5000r/min 离心 1min，吸取 8μL 上清液作为 PCR 扩增的 DNA 模板。

② 采用 50μL 反应体系（见表 20-1）。

表 20-1 50μL 反应体系

体系组分	添加量	备注
DNA 模板	8μL	
10×PCR 缓冲液(含 Mg^{2+} 1.5mmol)	5μL	
dNTP(10mmol/L)	1μL	
上游引物(25μmol/L)	1μL	
下游引物(25μmol/L)	1μL	终浓度为 0.5μmol/L
Taq 酶(每微升含 5 单位)	1μL	
去离子水	33μL	

③ PCR 扩增条件：95℃预变性 5min；主循环 94℃60s→55℃50s→72℃90s，循环 30 次；终延伸 72℃10min；4℃保存。

2. PCR 产物的电泳检测

用 1×TAE 缓冲液配制质量浓度为 0.1g/L 的琼脂糖凝胶，加 SYBR 至终浓度为 3～5μL/100mL。将 PCR 扩增产物与 6 倍上样缓冲液混合，每个样品加样 10μL，10V/cm 电泳 40min，用紫外透射仪检测电泳结果。

3. 测序

将 PCR 产物直接送至生物公司测序，测序引物为 16S rDNA PCR 引物。

4. 测序结果及分析

根据测序结果，到美国国家生物技术信息中心（NCBI）数据库进行比对，应用 MEGA6.0 软件中邻接法（neighbour-joining methods，NJ）构建聚类分析树状图，bootstrap 检验值≥50%，1000 次重复。确定该未知菌的种属。

五、注意事项

① PCR 反应体系中 DNA 样品及各种试剂的用量都极少，必须严格注意吸样量的准确性及全部放入反应体系。

② 为避免污染，凡是用在 PCR 反应中的吸头、离心管、蒸馏水都要灭菌；吸取每种试剂时都要换新的灭菌吸头。

③ 加试剂时先加消毒双蒸水，最后加 DNA 模板和 Taq 酶。

④ 进行 PCR 反应前，PCR 管要盖紧，否则液体蒸发会影响 PCR 反应。

六、实验报告

① 电泳图片（标明样品名称和标记分子量、目的片段大小）。

② 根据比对结果进行进化树的绘制，试分析产蛋白酶枯草杆菌的亲缘关系。

七、思考题

① 为什么细菌通用引物可以扩增大部分细菌的 16S rDNA 序列？

② 细菌鉴定的分子生物学方法有哪些？

实验二十一 紫外线诱变育种——绘制细胞存活率和突变率曲线

一、目的与要求

① 了解微生物诱变育种的原理和方法。

② 掌握紫外线诱变最适剂量的测定方法和操作过程。

二、实验原理

紫外线是一种最常用且有效的物理诱变因素，其对微生物诱变作用的机制是改变DNA分子结构，使同链DNA的相邻嘧啶核苷酸间形成共价结合的胸腺嘧啶二聚体，从而引起菌体遗传性变异。紫外线诱变时，一般采用15W或30W紫外线灯，照射距离为20～30cm，随着紫外线照射时间的增加，微生物死亡率和突变率随之提高，但是当照射时间继续延长时，其死亡率继续增加，突变率却开始下降。测定紫外线诱变的最适剂量的方法是：以紫外线照射时间为横坐标，以细胞存活率或死亡率和突变率为纵坐标作图，致死率控制在50%～80%的照射时间即为最适剂量。

三、实验材料与用具

① 菌种：实验十九中自筛的产蛋白酶枯草杆菌。

② 培养基和试剂：牛肉膏蛋白胨固体、液体培养基，肉汤培养基，牛奶平板，生理盐水。

③ 器材：15W或30W紫外灯的超净工作台、电磁力搅拌器（含转子）、低速离心机、培养皿、涂布棒、10mL离心管、吸管（1mL、5mL、10mL）、250mL锥形瓶、恒温摇床、培养箱、直尺、棉签、橡皮手套、洗耳球、紫外诱变箱、试管、漏斗、玻璃珠等。

四、实验步骤

1. 菌体的培养

取斜面菌种1环，接种于盛有20mL牛肉膏蛋白胨培养基的250mL锥形瓶中，30℃振荡（120r/min）培养16～18h。取1mL培养液转接于另一只盛有20mL肉汤培养基的250mL锥形瓶中，37℃振荡（120r/min）培养6～8h。

2. 菌悬液的制备

取5mL培养液，3500r/min离心10min，弃去上清液，收集菌体，加入无菌生理盐水9mL洗涤离心2次，之后将菌体充分悬浮于9mL无菌生理盐水中，即得菌悬液。

3. 诱变处理

① 预热：正式照射前开启紫外灯预热20～30min。

② 搅拌：取制备好的菌悬液8mL，移入9cm的无菌培养皿，放入无菌转子，置于磁力搅拌器上，15W紫外灯下30cm处。

③ 照射：打开皿盖边搅拌边照射，分别照射15s、30s、45s、60s、75s、90s，照射完

毕先关上皿盖再关闭搅拌和紫外灯。

4. **稀释涂平板**

在红灯下，分别取未照射的菌悬液（作为对照）和照射过的菌悬液以10倍稀释法稀释成10^{-1}～10^{-6}（具体可按估计的存活率进行稀释），分别取10^{-4}、10^{-5}、10^{-6}三个稀释度各0.1mL加入脱脂牛奶平板，每个稀释度涂平板3个，用无菌涂布棒涂匀。以未经紫外线处理的菌稀释液涂平板作对照，30℃培养48h（用黑布包好平板）。

5. **计算存活率及致死率**

将培养48h后的平板取出进行细胞计数。根据平板上菌落数，计算出对照样品1mL菌液中的活菌数。按下列公式计算存活率和致死率，绘图以确定紫外线处理的最适剂量。

$$存活率=\frac{处理后每毫升活菌数}{对照每毫升活菌数}\times 100\% \qquad (21\text{-}1)$$

$$致死率=\frac{对照每毫升活菌数-处理后每毫升活菌数}{对照每毫升活菌数}\times 100\% \qquad (21\text{-}2)$$

五、注意事项

① 紫外线照射时注意保护眼睛和皮肤。

② 诱变过程及诱变后的稀释操作均在红灯下进行，并在黑暗中培养。

六、实验报告

① 将实验结果按要求如实填入表21-1，并分别算出存活率、致死率。

表21-1 紫外线对枯草杆菌存活率的影响

照射时间	稀释度	平板菌落/(个/mL)			存活率/%	致死率/%
		平板1	平板2	平板3		
15s	① ② ③					
30s	① ② ③					
45s	① ② ③					
60s	① ② ③					
75s	① ② ③					
90s	① ② ③					
0s(对照)	① ② ③				100	

② 绘制细胞存活率曲线，确定紫外线诱变最适剂量。

七、思考题

① 试述紫外线诱变的作用机理及在具体操作中应注意的问题。

② 经紫外线处理后的操作和培养为什么要在暗处或红光下进行？

实验二十二　紫外线诱变选育高产蛋白酶菌株

一、目的与要求

① 巩固微生物紫外线诱变技术。

② 通过紫外线诱变处理产蛋白酶枯草杆菌，以提高所产蛋白酶的活力，获得高产蛋白酶菌株。

③ 掌握蛋白酶活力测定的基本原理。

④ 学会蛋白酶活力的测定方法。

二、基本原理

一般野生型菌株的性能及耐受性较差，遗传不稳定，往往不能满足现代快速发酵的需求，紫外线诱变是获得优良突变菌株十分有效又方便的途径，本实验通过紫外线诱变处理产蛋白酶枯草杆菌，以提高所产蛋白，获得高产蛋白酶菌株。

蛋白酶活力测定采用 Lowry 法（Folin 酚法），其原理为斐林试剂（磷钼酸和磷钨酸的混合物）在碱性条件下被酚类化合物还原而呈蓝色（钼蓝和钨蓝的混合物）。由于蛋白质分子中含有带酚基的氨基酸（如酪氨酸、色氨酸及苯丙氨酸等），蛋白质或其水解产物也能发生这一显色反应，于是可利用这个原理来测定蛋白酶活力的强弱。即以酪蛋白为底物，在一定 pH 值及温度下，同酶液反应，经一定时间后，加入三氯乙酸，以终止酶反应，并使残余的酪蛋白沉淀，同水解产物分开，过滤后取滤液（即含蛋白质水解产物的三氯乙酸溶液）加入碳酸钠碱化，再加入斐林试剂使之显色，最后通过分光光度计或光电比色计测定吸光度。蓝色反应的强弱同滤液中蛋白质水解产物的多少成正比，而水解产物的生成量又同酶活力成正比例关系。因此，根据蓝色反应的强弱就可以推测蛋白酶的活力。

三、实验材料与用具

① 菌种：实验十九自筛的产蛋白酶枯草杆菌。

② 培养基和试剂：牛肉膏蛋白胨固体及液体培养基、牛奶平板、产酶培养基、生理盐水、蒸馏水、0.5%酪蛋白、斐林试剂、0.4mol/L 碳酸钠溶液、0.4mol/L 三氯乙酸。

③ 仪器及用具：含 15W 或 30W 紫外灯的超净工作台、电磁力搅拌器（含转子）、低速离心机、培养皿、涂布棒、10mL 离心管、吸管（1mL、5mL、10mL）、250mL 锥形瓶、恒温摇床、培养箱、直尺、棉签、橡皮手套、洗耳球、紫外诱变箱、水浴锅、分光光度计等。

四、实验步骤

1. 菌悬液制备

菌悬液制备方法同实验二十一。

2. 诱变处理

以实验二十一中确定的最适剂量对出发菌株进行诱变处理，方法同实验二十一。

3. 用平板透明圈法进行初筛

将诱变处理后的菌涂布于牛奶平板，并以未经诱变处理的菌株作对照，在37℃下，避光培养48h，观察透明圈的大小，选择透明圈直径与菌落直径比大、透明圈清晰的菌落，以待复筛。

4. 用摇瓶法进行复筛及酶活力测定

(1) 摇瓶发酵

将初筛得到的菌株接入产酶培养基，进行摇瓶培养（培养条件：30℃，180r/min，2d），取适量发酵液于离心管，10000r/min 离心 10min，上清液即为粗酶液。取未经诱变处理的菌株以相同的操作处理后作为对照。

(2) 蛋白酶活力的测定

① 标准曲线的绘制：按表 22-1 配制各种不同浓度的酪氨酸溶液。

表 22-1　酪氨酸溶液的配制

试　剂	管　号					
	1	2	3	4	5	6
蒸馏水/mL	10	8	6	4	2	0
100μg/L 酪氨酸/mL	0	2	4	6	8	10
酪氨酸浓度/(μg/mL)	0	20	40	60	80	100

取上述不同标准浓度的标准溶液 1.0mL（每个浓度做 3 个平行），各加入 0.4mol/L 碳酸钠溶液 5.0mL、斐林试剂 1.0mL，置于 40℃水浴中显色 20min，在 680nm 下测吸光度 A_{680}，以不含酪氨酸的对照组为空白，以吸光度 A_{680} 为纵坐标，酪氨酸的浓度为横坐标，绘制标准曲线。

② 蛋白酶活力的测定——Lowry 法：按表 22-2 中步骤进行粗酶液样品活力的测定。

表 22-2　粗酶液样品活力测定步骤

步　骤	对　照	待　定
1	加预热酶液 1.0mL	加预热酶液 1.0mL
2	加三氯乙酸 2.0mL	0
3	0	预热酪蛋白溶液 1.0mL
4	40℃下作用 10min(精确)	
5	0	加三氯乙酸 2.0mL
6	预热酪蛋白溶液 1.0mL	0
7	40℃下作用 20min(精确)，离心或过滤，取滤液作下列操作	
8	取滤液 1.0mL	取滤液 1.0mL
9	加 0.4mol/L 碳酸钠溶液 5.0mL	加 0.4mol/L 碳酸钠溶液 5.0mL
10	加斐林试剂 1.0mL	加斐林试剂 1.0mL
11	40℃下保温 20min	
12	以对照样为空白，测定等测样品的吸光度(A)	

将粗酶液用 pH 为 7.2 的磷酸盐缓冲液稀释后，取 1mL（每个酶液做 3 个平行）置于

40℃水浴中预热 2min，再加入经同样预热的 0.5%的酪蛋白 1mL，摇匀，在 40℃下精确保温 10min 之后，立即加入 0.4mol/L 三氯乙酸 2.0mL 终止反应，摇匀后于 40℃水浴中保温 20min，之后 12000r/min 离心 10min，取上清液 1.0mL，加入 0.4mol/L 碳酸钠溶液 5.0mL 和斐林试剂 1.0mL，摇匀后于 40℃下保温发色 20min。用分光光度计在 680nm 波长下测定吸光度 A_{680}。对照实验在加入酪蛋白溶液前先加入三氯乙酸，其余步骤相同。

蛋白酶活力单位：在 40℃下，每分钟水解酪蛋白释放 1μg 酪氨酸的酶量定义为一个蛋白酶活力单位。

$$粗酶液蛋白酶活力(\mu g/mL)=4/10\times A_{680}\times K\times N \quad (22\text{-}1)$$

式中，A_{680} 表示样品在 680nm 处的吸光度；K 表示吸光常数，由标准曲线得出，数值上等于 A 为 1 时对应的酪氨酸质量；4 为反应试剂的总体积；N 表示样品的稀释倍数；10 为反应时间。

五、注意事项

① 紫外线照射时注意保护眼睛和皮肤。

② 诱变过程及诱变后的稀释操作均在红灯下进行，并在黑暗中培养。

六、实验报告

① 绘制标准曲线，计算蛋白酶活力。

② 试列表说明高产蛋白酶菌株的筛选过程和结果。

③ 你认为以上的筛选方法有什么优缺点，如何改进缺点？

七、思考题

① 影响蛋白酶活力的因素有哪些？

② 使用分光光度计时应注意哪些问题？

实验二十三 碱性蛋白酶的吸附固态发酵生产

一、目的与要求

① 了解聚氨酯软质泡沫塑料吸附固态发酵生产碱性蛋白酶的原理。

② 掌握吸附固态发酵生产碱性蛋白酶的方法。

二、基本原理

惰性载体吸附固态发酵既不同于传统的利用农作物产品为底物的固态发酵，也不同于液态搅拌通气发酵。在载体吸附固态发酵过程中，使用的载体材料可以是孔隙均匀一致的人工合成材料，如聚氨酯泡沫塑料。这类材料与麸皮等农作物产品不一样，麸皮颗粒大小不一，即使同一颗麸皮颗粒，其不同部位的组成和性质都存在着差异。而这类载体材料，不仅各处均匀一致，而且还可以根据需要在生产过程中调节其孔径大小。这样的载体在发酵过程中充当固相成分，对微生物的生长没有副作用，微生物也不能够分解利用这类材料生长。与农作物产品的固相组成相比，这种固相组成使得固态发酵过程中微生物环境的均匀和一致性有了较大的提高，微环境的多样性也明显降低，大大提高了发酵的效率。

在惰性载体吸附固相发酵过程中，发酵液是微生物生长的营养来源。在配制发酵液时，可以像液态发酵的培养液一样进行精确调配，而且其中的营养成分处于易于被微生物利用的溶解状态，所以其又具有液态发酵的特点。发酵液均匀吸附在惰性载体表面，在整个发酵系统中形成比较稳定的、一致的、有利于微生物生长的界面环境，强化了发酵过程中氧、热等的传递。

三、实验材料与用具

① 菌种：短小芽孢杆菌（*Bacillus pumilus*），菌种用营养肉汤琼脂斜面培养基 30℃培养 48h 后于 4℃保存。

② 培养基和试剂：营养肉汤琼脂斜面培养基（1L 水中加入蛋白胨 10.0g、牛肉膏 5.0g、NaCl 5.0g、琼脂 15.0g）；发酵液培养基（1L 蒸馏水加入牛肉膏 5.0g、大豆蛋白胨 10g、NaCl 5.0g）；斐林试剂；0.4mol/L 碳酸钠溶液。

③ 仪器及用具：恒温摇床、恒温培养箱、水浴锅、分光光度计、250mL 锥形瓶等。

四、实验步骤

1. 种子液制备

在 250mL 锥形瓶中加入 50mL 营养肉汤培养液，接种保存在营养肉汤琼脂斜面培养基上的菌种，在 35℃恒温摇床培养 18h（200r/min）后，作为固态发酵的培养液。

2. 固态发酵

在 250mL 锥形瓶中放入 4.0g 经洗涤并烘干的聚氨酯软质泡沫塑料，121℃灭菌 20min，冷却后再加入按不同比例接种短小芽孢杆菌的培养基，在无菌条件下用玻璃棒挤压聚氨酯软质泡沫塑料，使发酵液被充分而均匀地吸附，然后置于恒温培养箱中 35℃恒温培养。

3. 碱性蛋白酶提取及酶活力测定

① 提取：按发酵液与蒸馏水 1∶1 的比例，将蒸馏水加到载体吸附固态发酵的锥形瓶内，提取和稀释发酵产生的酶，静置 2h，然后把聚氨酯软质泡沫塑料中的提取液经过离心分离或挤出，作为测定酶活力的样品。

② 酶活力测定：同实验二十二。

五、注意事项

聚氨酯软质泡沫塑料应充分而均匀地吸附发酵液。

六、实验报告

分析讨论吸附固态发酵法的关键环节和应注意事项。

七、思考题

① 惰性载体吸附固态发酵的基本原理。

② 与固体底物基质固态发酵相比，吸附固态发酵有哪些优点？

第三章
微生物制药

实验二十四　液体发酵法生产链霉素

一、目的与要求

学习链霉素的发酵方法及抗生素的检测和鉴定方法。

二、基本原理

瓦克斯曼（Selman A. Waksman）于 1943 年分离得到一株灰色链霉菌（*Streptomyces griseus*），该菌能产生一种对革兰氏阳性菌和革兰氏阴性菌都有抗菌作用的新的抗生素——链霉素。和其他抗生素一样，链霉素是微生物的次级代谢产物。链霉素属于氨基糖苷类抗生素。

灰色链霉菌在下述条件下可产生链霉素：细胞得到足够的供氧；存在低浓度无机磷酸盐；有足够的葡萄糖和足够高浓度的含氮物质。

在发酵培养基上，链霉素的发酵分为 3 个阶段：生长阶段，菌丝形成，需氧量极大，在两天内产生的链霉素不多；成熟阶段，菌丝及重量保持稳定，葡萄糖及其他碳源在培养基中消失，形成链霉素；老化阶段，有许多链霉素形成，然后链霉素产生停止，浓度下降，pH 值上升，菌丝自溶，需氧量减少，此时发酵停止。

纸色谱是鉴别抗生素的方法之一，常用 8 个溶剂系统进行纸色谱，色谱分离后进行生物显色并绘制色谱图谱，根据色谱图谱对未知抗生素进行鉴定。本实验采用其中一个溶剂系统，并用标准链霉素溶液作为对照对发酵液进行鉴定。

发酵液离心上清液抑菌实验中若观察到明显的抑菌圈，说明发酵液中含有抗菌物质。发酵液和标准链霉素纸色谱后经生物显色结果，可观察到抑菌圈的位置在相同的位置，初步说明发酵液中的抗菌物质为链霉素。

三、实验材料与用具

① 菌种：灰色链霉菌（*Streptomyces griseus*）、大肠埃希菌（*Escherichia coli*）或金黄色葡萄球菌（*Staphylococcus aureus*）。

② 培养基：牛肉膏蛋白胨固体培养基、豌豆培养基、察氏培养基。

③ 试剂：正丁醇。

④ 仪器及用具：5L 发酵罐、恒温摇床、冷冻离心机、锥形瓶（50mL、100mL、

500mL）、新华 3 号滤纸、层析缸（30cm×10cm）、搪瓷盘（25cm×15cm×5cm）、毛细管、培养皿。

四、实验步骤

1. 斜面孢子的制备

用接种环挑取冰箱中保藏的菌种接种于豌豆斜面培养基上，于 27℃恒温培养箱中培养 6～7d，即可得到斜面孢子。

2. 母瓶培养液的制备

用接种环挑取斜面培养基表面上的孢子接种于无菌的含有 50mL 豌豆培养基的锥形瓶中，于 27℃恒温摇床 200r/min 培养 72h，即得母瓶培养液。

3. 种子培养液的制备

以无菌操作取 2mL 母瓶培养液接种于含有 100mL 豌豆培养基的锥形瓶中，于 27℃恒温摇床 200r/min 培养 3～4d。

4. 发酵培养

① 锥形瓶发酵培养：取 4mL 种子培养液接种于含有 200mL 豌豆培养基的 500mL 大锥形瓶中，于 28℃恒温摇床 200r/min 培养 12～15d 进行链霉素发酵。

② 发酵罐发酵培养：在 5L 发酵罐中装入 3L 豌豆培养基，灭菌后接入 60mL 种子培养液，在控制条件下进行链霉素发酵。

5. 发酵液预处理

发酵结束后，将发酵液在低温条件下 12000r/min 离心，上清液即为含有链霉素的样品，如果不进行链霉素的分离纯化，可直接对发酵液进行抗生素抑菌实验和纸色谱生物显色分析鉴定。

6. 发酵液抑菌实验

在牛肉膏蛋白胨固体培养基平板上均匀涂布大肠埃希菌或金黄色葡萄球菌，待其表面干燥后将小钢管垂直置于平板表面，取发酵液 0.1mL 注入小钢管中，于 37℃恒温培养 24h 后观察结果。

7. 链霉素的纸色谱鉴定

① 点样：在距新华滤纸（25cm×19cm）底端 2.5cm 处画一道横线，用毛细管将发酵上清液和标准链霉素溶液（10mg/mL）点在滤纸的横线上。每个样品之间距离 2cm。

② 层析：将点好样的滤纸做成圆筒状，置于含有展层溶剂系统的层析缸中，于 20～25℃上行扩展 20～25cm 后取出，挥发除净溶剂。

③ 显影（生物显影法）：将滤纸贴在接种有大肠埃希菌或金黄色葡萄球菌的琼脂平板上，置于冰箱中（10℃，4h），使滤纸上的抗生素渗透到平板上，然后于 30～35℃培养 16～20h，根据平板上样品抑菌区的位置判断抗生素的类型。

五、注意事项

滤纸片要进行杀菌处理，放置滤纸片层析时，防止展开剂浸没滤纸底端横线。

六、实验报告

观察并记录链霉素发酵液对细菌的抑制作用及链霉素纸色谱生物显色图谱的结果。

七、思考题

链霉素的发酵方法及抗生素的检测和鉴定方法有哪些?

实验二十五　抗生素的分离和鉴别（薄层色谱法）

一、目的与要求

① 掌握薄层色谱法分离抗生素的原理与方法。

② 了解生物显影法在抗生素鉴定中的应用。

二、基本实验

薄层色谱法是一种微量而快速的色谱方法。把吸附剂或支持剂均匀地涂布于玻璃板（或涤纶片基）上成一薄层，把要分析的样品加到薄层上，然后用合适的展开剂进行展开而达到分离、鉴定和定量的目的。

为了使得分析样品中的各组分得到分离，必须选择合适的吸附剂。硅胶、氧化铝和聚酰胺的吸附性能良好，是应用最广泛的吸附剂，硅藻土和纤维素则是分配色谱中最常用的支持剂。在吸附剂或支持剂中添加合适的粘合剂后再涂布，可使薄层粘牢在玻璃板上。

在吸附色谱中，虽用相同的吸附剂和溶剂系统，但不同性质的抗生素由于其吸附能力的差异，比移植（R_f）也不同。因此，即使是性质极为接近的同组抗生素的各个组分，在合适的溶剂系统中展开，也能达到分离的目的。

通过薄层色谱分离后的化合物经生物显影确定斑点的位置后，可求得其 R_f 值，将该 R_f 与同一薄层上标准品的 R_f 作比较就可初步鉴别样品中的抗生素。

三、实验材料与用具

① 菌种：枯草杆菌（*Bacillus subtilis* ATTC 6633）。

② 培养基：生物显影用培养基、肉汤琼脂培养基。

③ 试剂：展层溶剂系统（正丁醇∶乙酸∶水＝3∶1∶1），链霉素、卡那霉素等抗生素纯品及粗制抗生素样品若干种（链霉素或卡那霉素粗制品），硅胶 GF_{254}。

④ 仪器及用具：烘箱、培养箱、灭菌锅、超净工作台、玻璃板（100mm×200mm）、层析缸、测定盘（19.5cm×34cm 的玻璃板框）、微量注射器、滤纸、玻璃棒。

四、实验步骤

1. 生物显影用培养基的制备

分别称量蛋白胨 6g、酵母浸膏 3g、牛肉膏 1.5g、琼脂 20g、水 1000mL，调节 pH 值至 6.5，灭菌。生物显影时，测定盘内培养基分上下两层，上层培养基须另加 0.5%的葡萄糖。

2. 生物显影用枯草杆菌芽孢悬浮液的制备

将枯草杆菌接种在肉汤琼脂斜面培养基上（2 支），37℃培养 7d。用 0.85%生理盐水将枯草杆菌芽孢洗下，再用灭菌玻璃珠将芽孢分散，用 0.85%生理盐水稀释成 12×10^8/mL 的芽孢悬液。将此悬液于 65℃水浴中保温 30min，冷却后保存于冰箱内，可在一个月内使用。使用前，最好先做抑菌试验，以确定每 100mL 上层培养基需加入芽孢悬液的量。

3. 薄层的制备

制薄层用的玻璃板预先用洗液洗净并烘干，玻璃板表面要求光滑。将硅胶 GF_{254} 和双蒸水（硅胶：双蒸水=10：25）于烧杯中搅拌均匀后用玻璃棒迅速涂布铺平，轻轻振动玻璃板，使其分布均匀，铺成厚度 0.25mm 的薄层，在空气中晾干（或在 60℃烘箱中烘干）后移至 110℃烘箱中活化 1h，取出置于干燥器中备用。

4. 点样

距薄板一端 2cm 处每隔 2cm 做一记号（用铅笔轻轻点一下，切不可将薄层刺破），用 50μL 微量注射器取抗生素纯品或粗制品（分别溶于少量的甲醇中，浓度为 0.5mg/mL）溶液在记号处点样，点样量为 20μL。注意控制点样点扩散直径不超过 3mm。

5. 展开

将薄板点样一端放入盛有展开剂的层析缸中（注意样点不可直接与展开剂相接触），展层至溶剂前沿距顶端 1～2cm 处时取出薄板，在溶剂前沿处做记号。置于空气中晾干，除尽溶剂。

6. 生物显影

往测定盘内倒入生物测定培养基 150mL，放平。待凝固后再倒入 60mL 带枯草杆菌的上层培养基，完全凝固后，将层析过的薄层色谱板（点样的一面）直接贴在琼脂表面，放置 15min，取下薄层色谱板，将盘置于 37℃恒温培养箱中培养，约 16h 后取出观察实验结果。

五、实验报告

用笔描下抑菌圈所在的位置和形状，计算各抗生素样品的 R_f 值。

六、思考题

① 薄层色谱的 R_f 值是鉴别化合物的主要参数，请指出在薄层色谱过程中影响化合物 R_f 值的主要因素有哪些？

② 假设某试样的 R_f 值与标准品相同，请问能否据此确定该试样与标准抗生素同质？

实验二十六　抗生素抗菌谱及微生物的耐药性测定

一、目的与要求

① 了解不同抗生素对微生物的抑菌作用。

② 学习抗生素抗菌谱的测定方法，了解常见抗生素的抗菌谱。

③ 学习微生物耐药性的测定方法，了解微生物对抗生素产生耐药性的原因及对策。

二、基本原理

抗生素是微生物，特别是放线菌，在生命活动过程中产生的特异性代谢产物，能选择性地抑制或杀死其他微生物。不同的抗生素抑菌范围和抑菌作用机制不同，同一种抗生素浓度不同，抑菌效果也有差异。各种抗生素的抑菌范围，即抗菌谱。了解某种抗生素的抗菌谱在临床治疗上有重要的意义。

杯碟法利用扩散原理，即抗生素在接种待检菌的固体琼脂平板中扩散，当药物浓度高于该药对待检菌的最低抑菌浓度，被测细菌的生长就受到抑制，在牛津杯的周围形成透明的抑菌圈。分别测量各种抗生素纸片抑菌圈的直径（单位以 mm 表示），据此判断待检菌对抗生素的敏感度及耐药性。同一种浓度的某种抗生素对不同微生物形成的抑菌圈直径的差异，可反映这种抗生素对不同微生物抑制作用的强弱。不同抗生素对同一种微生物抑菌圈大小的差异却没有直接的可比性，即不能简单地通过抑菌圈直径的大小判断不同种类的抗生素对同一种微生物抑制作用的强弱，因为每种抗生素的浓度是不同的。

微生物耐药性，指微生物对于化学治疗药物作用的耐受性。耐药性一旦产生，药物的治疗作用就明显下降。测试抗菌药在体外对病原微生物有无抑制作用，可指导选择治疗药物和了解区域内常见病原菌耐药性变迁，有助于经验性治疗选药。

三、实验材料与用具

① 菌种：大肠埃希菌（*Escherichia coli*）、金黄色葡萄球菌（*Staphylococcus aureus*）斜面或培养液。

② 培养基：牛肉膏蛋白胨培养基。

③ 供试抗生素：氨苄青霉素 100μg/mL（溶于水）、氯霉素 200μg/mL（溶于乙醇）、卡那霉素 100μg/mL（溶于水）、链霉素 100μg/mL（溶于水）、四环素 100μg/mL（溶于乙醇），配制好的溶液经 0.45μm 的滤膜无菌过滤后备用。

④ 仪器及用具：恒温培养箱、镊子、牛津杯、培养皿（直径 12cm）。

四、实验步骤

1. 抗生素抗菌谱的测定

① 倒平板：将已灭菌的牛肉膏蛋白胨固体培养基加热到完全熔化，倒在培养皿内，每皿约 20mL，静置凝固。

② 标记：菌种、牛津杯摆放位置、药物及其浓度见图 26-1。

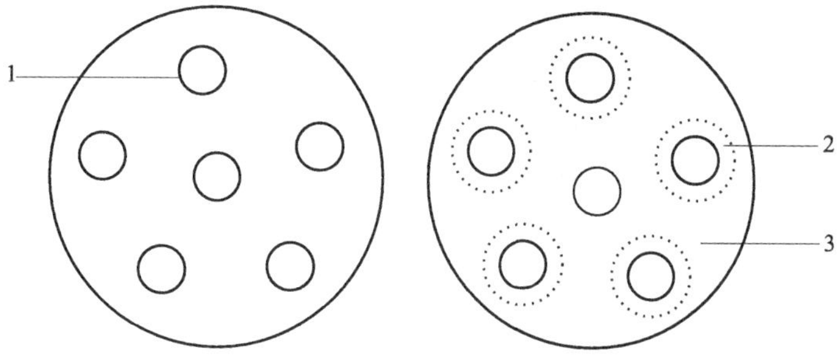

图 26-1 抗生素抗菌谱的测定示意图

1—牛津杯；2—抑菌圈；3—待检菌

③ 制备菌悬液：用生理盐水洗下试管内的菌苔并稀释，即为供试菌悬液。

④ 菌液涂布：吸取 0.5mL 菌液滴在平板表面，用无菌涂布棒将菌液涂布均匀。

⑤ 摆放牛津杯：用无菌镊子将牛津杯置于供试菌的平板上，轻轻按压，使牛津杯与培养基之间接触无间隙。

⑥ 加入待检药液：在牛津杯中加入一定量的抗生素溶液。

⑦ 孵育：加满后，置于 37℃，培养 18～24h。

⑧ 结果报告：用毫米尺量取抑菌圈直径，测定抑菌圈的直径，用抑菌圈直径的大小来判断抗生素的抗菌谱。

2. 抗生菌的耐药性测定

① 制备链霉素药物平板：取 4 套无菌培养皿，皿底标记编号，从链霉素溶液（100μg/mL）中，分别吸出 0.2mL、0.4mL、0.6mL、0.8mL，加至以上培养皿中，倒入冷却至 50℃的牛肉膏蛋白胨培养基，迅速混匀，制成药物平板，待凝固后在每个培养皿的皿底划分成 4 份，并注明 1～4 号，备用。

② 耐药性测定：在以上 1～3 号空格上分别接种不同耐药程度的耐链霉素菌株 3 株，在 4 号接种野生型菌株作对照，37℃培养 24h 后观察菌生长情况，并记录。以“＋”表示生长，以“－”表示不生长。

五、注意事项

① 供试菌液涂布于平板后，待菌液稍干再加入牛津杯。

② 制备药物平板时，注意把药物与培养基充分混匀。

③ 牛津杯摆放时一定要立直，才能保证杯内抑菌物质均匀地向四周扩散。

④ 牛津杯均匀摆放，位置安排适中，防止出现抑菌圈重叠，可在培养皿中央摆一个，外周等距离摆 5～6 个。

六、实验报告

① 将抗生素的抗菌结果填入表 26-1 中。

表 26-1 各种抗生素抗菌效果

抗生素名称	抑菌圈直径/mm		作用机制
	金黄色葡萄球菌	大肠埃希菌	
氨苄青霉素			
链霉素			
卡那霉素			
氯霉素			
四环素			
对照(无菌水)			

② 根据以上结果说明供试抗生素的抗菌谱。

③ 记录不同大肠埃希菌的耐药性测定结果。

七、思考题

① 抗生素对微生物的作用机制有几种？举例说明。

② 如供试菌为酵母菌、放线菌或霉菌，应如何测定抗生素的抗菌谱？

第四章
食品微生物

实验二十七　发酵香肠中葡萄球菌和微球菌的分离计数与初步鉴定

一、目的与要求

① 学习发酵香肠中葡萄球菌和微球菌的分离计数方法。

② 掌握葡萄球菌和微球菌初步鉴定的原理和方法。

二、基本原理

葡萄球菌和微球菌被认为是发酵香肠生产中的“风味菌”，对发酵香肠优良色泽和风味的形成具有非常重要的作用，葡萄球菌和微球菌属中的许多菌种被作为发酵剂用于发酵香肠的生产。

葡萄球菌和微球菌为微球菌科下的两个属，均为G^+、接触酶阳性球菌，最适生长温度为30～37℃，两者能耐高盐。因此，利用甘露醇高盐琼脂（MSA）培养基能对发酵香肠中的葡萄球菌和微球菌进行分离和计数。葡萄球菌对红霉素和溶菌酶不敏感，但对溶葡萄球菌素敏感；而微球菌在含红霉素的培养基上不能生长，但对溶葡萄球菌素不敏感。因此，利用这一特性可以将两者鉴别并分离开来。

三、实验材料与用具

① 样品：发酵香肠。

② 培养基及试剂：营养琼脂培养基1瓶、培养基A两瓶、MSA培养基1瓶、225mL无菌生理盐水1瓶、9mL无菌生理盐水6支、革兰氏染色液一套、3%～5% H_2O_2、红霉素、溶葡萄球菌素、溶菌酶、95%乙醇、甘油。

③ 仪器及用具：超净工作台、恒温培养箱、1mL无菌吸管、灭菌均质器或无菌研钵、高压蒸汽灭菌锅、无菌培养皿等。

四、实验步骤

1. 发酵香肠中葡萄球菌和微球菌的分离与计数

无菌条件下准确称取25g样品，加到225mL生理盐水中，均质（8000～10000r/min，1min）或研磨，制成10^{-1}的均匀样品稀释液。

吸取以上样品稀释液1mL，加到9mL的无菌生理盐水中，制成10^{-2}的样品稀释液。依次根据需要制成不同的稀释度。

取适宜稀释度的稀释液 1mL 于无菌平板中，倒入熔化并冷却至 45～50℃的 MSA 培养基约 15mL，摇匀。

待培养基凝固后，倒置于 37℃培养箱中培养 48h。

取菌落数在 30～300cfu 的平板进行计数，根据稀释度换算出发酵香肠中葡萄球菌和微球菌的数量。

2. 葡萄球菌和微球菌的初步鉴定

从平板上挑取单个菌落进行革兰氏染色和接触酶试验，对 G^+、接触酶阳性无芽孢球菌进行初步鉴定。

红霉素敏感性试验：取 90mL 营养琼脂培养基于有螺纹盖的瓶中，121℃灭菌 15min。

取 4mL 红霉素溶于 0.5mL 95%的乙醇中，用蒸馏水定容至 100mL，过滤除菌。

将 90mL 营养琼脂培养基熔化，冷却至 46～48℃，加入 10mL 10%（质量浓度）无菌甘油溶液和 1.0mL 以上准备好的红霉素溶液，倒平板（约 15mL），冷却后划线，每个平板可接种 6 个分离物，37℃培养约 2d，观察结果。

溶葡萄球菌素和溶菌酶敏感性试验：取一瓶培养基 A，加入溶葡萄球菌素至 200μg/mL。再取一瓶培养基 A，加入溶菌酶至 25μg/mL。分别倒平板，冷却后划线，每个平板可接种 6 个分离物，37℃培养 2d 后观察结果。

五、注意事项

红霉素、溶葡萄球菌素和溶菌酶最好过滤除菌后再加到相应培养基中，而不宜与培养基一起灭菌。

六、实验报告

将初步鉴定实验结果填入表 27-1。

表 27-1 葡萄球菌和微球菌的初步鉴定

种类	含红霉素培养基上生长	溶葡萄球菌素敏感性	溶菌酶敏感性
葡萄球菌			
微球菌			

七、思考题

为什么只对 G^+、接触酶阳性无芽孢球菌进行初步鉴定？

附：培养基 A 的配制

配方：蛋白胨 10.0g，酵母提取物 1.0g，葡萄糖 10.0g，NaCl 5.0g，水 1000mL。

制法：分别称取以上成分，加到蒸馏水中，加热使之完全溶解，调 pH 值至 7.0～7.2，分装于锥形瓶中，121℃灭菌 15min。

实验二十八 酸乳及泡菜中乳酸杆菌的分离与初步鉴定

一、目的与要求

① 学习从发酵食品中分离纯化乳酸杆菌的方法。

② 掌握乳酸杆菌的初步鉴定方法。

二、基本原理

乳酸杆菌是发酵工业上常用的菌种。乳酸杆菌为厌氧和微好氧G^+菌。表面生长菌落较小，能发酵葡萄糖或乳糖而产生乳酸，将培养基中的碳酸钙溶解而产生透明圈。一些乳杆菌，如德氏乳杆菌保加利亚亚种（保加利亚乳杆菌），在15℃时不生长，在45℃甚至50℃时生长，最适生长温度为40～43℃；而有些乳杆菌，如植物乳杆菌，在15℃时生长，45℃时一般不生长，最适生长温度为30℃左右。因此，利用这些特点可对它们做初步分离与鉴定。

三、实验材料与用具

① 样品：酸乳、泡菜汁。

② 培养基及试剂：酸化MRS固体培养基、MRS液体培养基、无菌生理盐水、无菌$CaCO_3$（用纸包着）、革兰氏染色液、乳酸标样等。

③ 仪器及用具：超净工作台、30℃和40℃恒温培养箱、滤纸、1mL无菌吸管、高压蒸汽灭菌锅、无菌培养皿等。

四、实验步骤

1. 样品稀释

以无菌操作吸取1mL酸乳和泡菜汁分别置于9mL的无菌生理盐水中，混匀，制成10^{-1}的样品稀释液，再根据需要依次按10倍进行系列稀释。制成不同稀释度的酸乳和泡菜汁稀释液。

2. 平板分离培养

取2～3个适宜稀释度的稀释液各1mL分别加到无菌培养皿中，每个稀释度重复做两个。无菌操作下按大约3%（质量浓度）的量把灭菌的$CaCO_3$加入熔化了的MRS培养基中，于自来水中迅速冷却培养基至45℃左右（稍烫手，但能长时间握住），边冷却边摇晃使$CaCO_3$混匀，但不产生气泡，立刻倒入培养皿，摇匀。待培养基凝固后，倒置于30℃（泡菜汁样品）和40℃（酸乳样品）恒温培养箱中培养24～48h。

3. 观察菌落特征

① 酸乳中的保加利亚乳杆菌：菌落周围产生$CaCO_3$的溶解圈，菌落直径1～3mm，无色素，呈白色至淡灰色，菌落表面较粗糙。

② 泡菜汁中的植物乳杆菌：菌落周围产生$CaCO_3$的溶解圈，菌落直径1～3mm，乳白

色，偶有浓或暗黄色。

4. 纯化培养

挑取可疑单菌落 5～6 个分别接种于 MRS 液体培养基，30℃或 40℃恒温培养箱中培养 24h。

5. 镜检形态

取上述试管液体培养物一环涂片做革兰氏染色，显微镜下观察其形态特征。酸乳中的保加利亚乳杆菌为革兰氏阳性菌，杆状，细胞较长，细胞宽约 2μm，有时呈线形，幼龄培养物中细胞以单生或成对为主。泡菜汁中的植物乳杆菌为革兰氏阳性菌，杆状，菌体大小为(0.9～1.2)μm×(3～8)μm，以单生、成对或短链排列。

6. 乳酸测定

将上述试管培养的上清液采用纸色谱法检测乳酸的产生情况。

五、注意事项

① 乳酸杆菌耐酸性较强，所以应采用酸化 MRS 固体培养基，这样有利于分离目的菌。

② $CaCO_3$ 溶解圈的出现仅能说明该菌产酸，不能证明是乳酸菌，要确定是否为乳酸菌还必须进行有机酸的测定。最简便的方法是纸色谱法。

六、实验报告

描述酸乳中的保加利亚乳杆菌和泡菜汁中的植物乳杆菌在酸化 MRS 培养基上的菌落特征。记录发酵上清液经纸色谱法测定产生乳酸的情况，并绘制所分离的乳酸杆菌的个体形态图。

七、思考题

① 培养基中加入 $CaCO_3$ 的目的是什么？

② 培养基熔化后为什么要立即用冷水冷却？

实验二十九　酒曲中根霉的分离与甜酒酿的制作

一、目的与要求

① 掌握从酒曲中分离纯化根霉的方法，并进一步了解根霉的形态特征。

② 通过甜酒酿的制作了解酿酒的基本原理，掌握甜酒酿的制作技术及操作要点。

二、基本原理

以糯米（或大米）经甜酒药发酵制成的甜酒酿，是我国的传统发酵食品。我国酿酒工业中的小曲酒和黄酒生产中的淋饭酒在某种程度上就是由甜酒酿发展而来的。

甜酒酿是将糯米经过蒸煮糊化，利用酒药中的根霉和米曲霉等微生物将原料中糊化后的淀粉糖化，将蛋白质水解成氨基酸，然后酒药中的酵母菌利用糖化产物生长繁殖，并通过糖酵解途径将糖转化成酒精，从而赋予甜酒酿特有的香气、风味和丰富的营养。

三、实验材料与用具

① 材料：糯米。

② 培养基及试剂：酒药、生理盐水、PDA 琼脂培养基。

③ 仪器及用具：蒸锅、纱布、培养箱、显微镜、振荡器、透明胶、培养皿、试管、移液管、载玻片等。

四、实验步骤

1. 酒曲中根霉的分离

称取酒药 25g 于含 225mL 无菌生理盐水的锥形瓶中，在振荡器上振荡 5min，制成孢子悬浮液，然后以 10 倍梯度稀释法稀释，取适当稀释度的孢子悬浮液 1mL 于无菌培养皿中，加入 45℃ 的 PDA 琼脂培养基（马铃薯-葡萄糖-抗生素琼脂）15～20mL 混合均匀，于 (28±1)℃ 培养 3d，观察其生长情况及菌落特征，并制片进行镜检，画出观察到的根霉菌丝和孢子形态。

根霉制片简便方法：将在培养皿中生长旺盛的根霉用透明胶轻轻粘一下，然后将其小心粘在洗净干燥的载玻片上，置于低倍镜下观察，必要时换高倍镜观察。制片时要小心，尽可能保持霉菌的自然生长状态；将粘了根霉的透明胶放在载玻片上时勿压入气泡，以免影响观察。透明胶放在载玻片上后不能移动，否则其自然生长状态将被破坏。此法优点是根霉菌丝和孢子结构保持完整，观察效果好。

2. 甜酒酿的制作

① 浸米、蒸饭：将糯米淘洗干净（水清即可），用水浸泡过夜。次日捞起糯米，放于置有纱布的蒸屉上，用玻璃搅拌棒戳几个洞后，于锅内蒸熟（上汽 20～25min），使饭“熟而不糊”。

② 淋饭：用清洁冷水淋洗蒸熟的糯米饭，使其降温至 35℃左右（手握不热，夏天应淋洗至接近水温），同时使饭粒松散。

③ 落缸搭窝：将酒药捏碎（用量 0.2%～0.4%，根据酒药品种而定），均匀拌到饭内，并在洗干净的有盖容器内撒少许酒药，然后将淋好的饭粒松散地放到容器内，搭成凹形圆窝，面上洒少许撒药粉、盖上盒盖。

④ 保温发酵：于 30℃进行保温发酵，待发酵 1～2d 后，当窝内酿液达饭堆高度的 2/3 时，可终止发酵，或再发酵 1d 左右即可（以个人喜好而定）。

五、注意事项

① 制片操作过程中透明胶粘根霉的力度是决定制片成功的关键。

② 糯米是否浸泡后吸水充足，是否隔水将糯米蒸熟，是米饭达到“熟而不糊”的关键，否则米饭容易夹生或过于糊烂，从而造成发酵不能正常进行（如生酸、发酵延迟，甚至感染杂菌）。

③ 淋饭降温的温度是否合适，是影响酒酿发酵成功的关键之一。

六、实验报告

① 对酒酿产品进行感官评定（如酒酿的甜度、酸度、香味及酿液的多少和清澈程度等），写出品尝体会，并评分。

② 观察根霉生长情况及形态特征，并进行制片镜检，绘制结构图。

七、思考题

① 制作甜酒酿的关键操作有哪些？

② 蒸饭前用玻璃搅拌棒戳几个洞的目的是什么？

③ 发酵时间长短主要影响酒酿的哪些方面？

实验三十　根霉糖化曲的制备及其酶活力的测定

一、目的与要求

① 学习固态发酵实验——根霉糖化曲的制备方法。

② 掌握糖化酶活力测定的原理和方法。

二、基本原理

淀粉可被淀粉酶分解，即被糖化曲糖化为可发酵性糖，因此糖化曲是食品发酵工业中普遍使用的淀粉糖化剂，其种类很多，如大曲、小曲、麦曲和麸曲等。糖化曲中的菌类复杂，其中霉菌是酒精、白酒、黄酒生产中常用的糖化菌，含有许多活性强的糖化酶，能把原料中的淀粉转变成可发酵性糖，在白酒、黄酒生产中应用最广的是根霉。根霉是好气性微生物，生长时需要足够的空气。因此，在制备固体曲时，除供给其生长繁殖必需的营养、温度和湿度外，还必须进行适当的通风，以供给根霉呼吸用氧。麸皮营养丰富，物料疏松，是培养固体糖化曲的好原料。

固体曲糖化酶活力的测定：采用可溶性淀粉为底物，添加一定量的固体曲糖化酶提取液，在一定的 pH 值与温度条件下，淀粉会水解为葡萄糖，然后以 3,5-二硝基水杨酸比色法测定糖化酶水解淀粉产生的葡萄糖量来表示酶活性的大小。

三、实验材料与用具

① 菌种：黑根霉（*Rhizopus nigricans*）。

② 培养基：根霉麸皮培养基、察氏培养基、马铃薯培养基。

③ 试剂：0.2mol/L 醋酸-醋酸钠缓冲液（pH=4.6）、2%可溶性淀粉溶液、3,5-二硝基水杨酸（DNS）、0.1%标准葡萄糖溶液、0.1mol/L NaOH 溶液。

④ 仪器及用具：恒温培养箱、恒温水浴锅、高压蒸汽灭菌锅、分光光度计、锥形瓶、试管、搪瓷盘、纱布、50mL 比色管、容量瓶等。

四、实验步骤

1. 标准曲线绘制

按表 30-1 比例将葡萄糖溶液、蒸馏水、DNS 混匀后，开水煮沸 15min，冷却，加入 10.5mL 蒸馏水，摇匀，于分光光度计上测定 550nm 波长下的光密度，空白由蒸馏水代替葡萄糖。以 OD 值为纵坐标，葡萄糖含量为横坐标，作标准曲线，求出 *K* 值。

表 30-1　葡萄糖的测定

编号	葡萄糖含量/mg	0.1%标准葡萄糖溶液/mL	蒸馏水/mL	DNS/mL
0	0	0	0.5	1.5
1	0.1	0.1	0.4	1.5
2	0.2	0.2	0.3	1.5
3	0.3	0.3	0.2	1.5
4	0.4	0.4	0.1	1.5
5	0.5	0.5	0	1.5

2. 根霉糖化曲的制备

① 菌种的活化：以无菌操作取原试管菌一环接种至察氏培养基或马铃薯培养基斜面，或用无菌水稀释法接种，31℃保温培养4～7d，取出，备用。

② 锥形瓶种曲培养：称取一定量的麸皮，加入70%～80%水，搅拌均匀，润料1h，装瓶，料厚1.0～1.5cm，包扎，在0.1MPa压力下灭菌40min。冷却后接种，31～32℃培养，待瓶内麸皮已结成饼时，进行扣瓶，继续培养3～4d即成熟。要求成熟种曲孢子稠密、整齐。

③ 浅盘根霉糖化曲制备。

配料：称取一定量的麸皮，加入原料量80%水，搅拌均匀。

蒸料：用二层纱布包裹配好的原料，放入高压蒸汽灭菌锅，121℃高温蒸煮30min。

接种：将蒸好的料冷却，打散结块，冷却至40℃时，接入0.35%（按干料计）锥形瓶种曲，搅拌均匀，将其平摊在灭过菌的搪瓷盘中，料厚1～2cm，上面覆盖无菌湿纱布。

④ 前期管理：前期品温控制在32～35℃，培养温度30℃，时间约6h，若温度过高，则水分蒸发过快，影响菌丝生长。

中期管理：应控制品温为35～37℃，防止烧曲。

后期管理：菌丝长满培养基表面及内部，但无孢子长出，即结束，大概20h。

⑤ 糖化曲感官鉴定：要求菌丝粗壮浓密，无干皮或“夹心”，没有怪味或酸味，曲呈米黄色，孢子尚未形成，有曲清香味，曲块结实。

3. 根霉糖化曲糖化酶活力测定

① 酶浸出液的制备：称取10.0g固体曲（干重）或20g固体湿曲，置入250mL烧杯中，加90mL水和10mL醋酸-醋酸钠缓冲液（pH=4.6），摇匀，于40℃水浴中保温1h，每隔15min搅拌一次。用脱脂棉过滤，滤液为10%固体曲浸出液。

② 酶活力测定：在25mL磨口具塞试管中，加入2%可溶性淀粉溶液9.8mL，于40℃水浴锅中，加热3～5min，加入稀释至一定倍数的酶液0.2mL，准确反应20min，立刻取出0.5mL反应液于预先装有1.5mL DNS液的试管中，开水煮沸15min，冷却后加入10.5mL蒸馏水，摇匀，测定光密度，条件与标准曲线绘制时一致。空白用高温灭活酶液。酶活力用如下公式计算

$$\text{酶活力}=\text{OD}\times n\times k\times 5\times 20\times 3\times 100/10(\text{固体干曲}) \tag{30-1}$$

（定义：在40℃、pH=4.6的条件下，每小时水解淀粉产生1mg葡萄糖为一个酶活力单位。）

式中，OD为光密度；5为将0.2mL酶液换算成1mL酶液的换算系数；k为比色常数；n为酶稀释倍数；20为将0.5mL反应液换算成10mL的换算系数；3为将20min换算成1h的换算系数；10为固体干曲的质量。

注意： 酶稀释至40～200单位/mL（g）之间；显色后在30min内测定吸光度。

五、注意事项

① 根霉麸皮培养基的加水量对根霉的培养至关重要，由于原料麸皮的含水量会随着购买原料的不同发生改变，因此加水量不是一个定值。判断加水量是否合适，经验方法是将拌好的麸皮用手握住（力度要适中），放开仍能成团，没有水流出。

② 根霉糖化曲的前期培养过程中要特别注意保持较高的湿度，水分蒸发过快，会影响

菌丝的生长；中期培养以控制品温为首要，若温度高于38℃应及时降温，防止烧曲。

六、实验报告

1. 实验结果

实验现象：记录制曲过程中观察到的根霉固体曲的制备现象（如菌丝的生长、温度的变化、湿度的变化以及气味等）。

数据记录：绘制标准曲线，记录酶活力测定结果（列表记录）。

2. 分析与思考

对实验结果及过程进行分析。

七、思考题

① 为什么可以用麸皮来进行根霉糖化曲的制备？

② 还可以用哪些方法来测定根霉糖化曲糖化酶的活力？

实验三十一　活性酸乳制作及其乳酸菌的检验

一、目的与要求

① 学习和掌握制作活性酸乳的方法。

② 学习和掌握活性乳酸菌饮料中乳酸菌数量的测定方法。

二、基本原理

酸乳是发酵乳，是乳和乳制品在保加利亚乳杆菌、唾液链球菌等乳酸菌发酵剂的作用下分解葡萄糖或乳糖产酸，使牛奶中酪蛋白凝固形成酸性凝乳状制品，同时形成酸乳独特的香味。酸乳根据其组织状态可分为两大类：凝固型酸乳和搅拌型酸乳。

①凝固型酸乳：原料经消毒灭菌并冷却后，接种乳酸菌发酵剂，装入塑杯或其他容器，移入发酵室保温发酵而成，其外观为乳白或微黄色的凝胶状态。

②搅拌型酸乳：原料经消毒灭菌后，在较大容器内添加乳酸菌发酵剂，发酵后，再搅拌成糊状，可同时加入果汁、香料、甜味剂或酸味剂，搅匀后，再装入容器。

乳酸菌的细胞形态为杆状或球状，一般没有运动性，革兰氏染色呈阳性，微需氧、厌氧或兼性厌氧，具有独特的营养需求和代谢方式，都能发酵糖类产酸，一般在固体培养基上与氧接触也能生长。酸乳风味的形成及酸乳的保健功能与酸乳中乳酸菌的种类和数量有关，因此有必要进行乳酸菌数量的测定。

三、实验材料与用具

① 菌种：保加利亚乳杆菌（*Lactobacillus bulgaricus*）、唾液链球菌（*Streptococcus thermophilus*）。

② 培养基：MRS 培养基（10.0g 蛋白胨、10.0g 牛肉膏、5.0g 酵母浸膏、20.0g 葡萄糖、5.0g 乙酸钠、2.0g 柠檬酸铵、2.0g 磷酸氢二钾、0.2g 硫酸镁、0.05g 硫酸锰、1.0mL 吐温-80，加水至 1000mL，调 pH 值为 6.2～6.6）；MC 培养基（大豆蛋白胨 5g、牛肉膏 5g、酵母浸膏 5g、葡萄糖 20g、乳糖 20g、碳酸钙 10g、琼脂 15g、中性红 0.05g，加水至 1000mL，最终 pH＝6.0±0.2）。

③ 仪器及用具：超净工作台、恒温培养箱、高压蒸汽灭菌锅、冰箱、不锈钢锅、无菌吸塑杯、无菌纸、不锈钢匙、油镜显微镜、培养皿、移液管、试管、烧杯、量筒、温度计、酒精灯、接种针、载玻片、新鲜全脂或脱脂牛乳、一级白砂糖。

四、实验步骤

1. 凝固型酸乳的制作

(1) 发酵剂培养

① 将新鲜牛乳分装至试管和锥形瓶中，每管装 10mL，锥形瓶每瓶装 300mL，均塞上塞子，于 121℃灭菌 15min。

② 将保藏的液体菌种接入无菌牛乳试管中活化，至管内牛乳凝固时，转接种于锥形瓶

中，发酵剂接种量5%左右。也可按乳酸链球菌：保加利亚乳杆菌为1：1的比例混合接种。

③ 培养：唾液链球菌40℃培养6～8h至牛乳凝固即可。保加利亚乳杆菌42℃培养约12h，至牛乳凝固即可。混合接种发酵剂，42～43℃培养约8h，至牛乳凝固为止。

(2) 接种

将巴氏灭菌后的牛乳迅速降温到38～40℃，接入混合发酵剂的量为原料乳的4%～5%。

(3) 装瓶，封口，发酵

接种后，立即装入灭菌吸塑杯或其他无菌容器中，加盖或用灭菌纸扎封杯（瓶）口，送培养箱或发酵室发酵，40～43℃，4～5h，直至牛乳凝固。

(4) 酸乳冷却与后熟

将发酵好已凝固的半成品，取出稍冷却，置于2～5℃的冰箱中或冷库中冷藏6～10h，感官评分并进行乳酸菌检验（质量标准参照国家标准）。

2. 乳酸菌的检测

① 以无菌操作将经过充分摇匀的酸乳检样吸取25mL放入含有225mL灭菌生理盐水的灭菌锥形瓶内制成1：10的均匀稀释液。

② 用1mL灭菌吸管吸取上述1：10稀释液1mL，沿管壁徐徐注入含有9mL灭菌生理盐水的试管（注意吸管尖端不要触及管内稀释液）。

③ 另取1mL灭菌吸管，按上述操作顺序，制作10倍递增稀释液，如此每递增一次，即换用1支1mL灭菌吸管。选择10^{-4}、10^{-5}、10^{-6}三个稀释度，作为菌落计数样液。

④ 酸乳中乳酸菌总数的测定：分别吸取10^{-4}、10^{-5}、10^{-6}这三个稀释度的样液0.1mL于无菌培养皿内，每个稀释度作两个培养皿。稀释液移入培养皿后，将冷至50℃的MRS培养基约15mL注入培养皿，并转动培养皿使混合均匀。同时将MRS培养基15mL倾入加有0.1mL稀释液检样用的无菌生理盐水的无菌培养皿内作为空白对照。以上整个操作自培养物加入培养皿开始至接种结束须在20min内完成。待琼脂凝固后，翻转平板，置于(36±1)℃温箱内培养48h取出，计数平板上的所有菌落数，选取菌落数在30～300之间的平板作为计数平板。

⑤ 唾液链球菌的检测：将冷至50℃的MC培养基约15mL注入培养皿，分别吸取10^{-4}、10^{-5}、10^{-6}这三个稀释度的样液0.1mL于无菌培养皿内，每个稀释度作两个培养皿。稀释液移入培养皿后，应及时涂布均匀，同时做空白对照。翻转平板，置于(36±1)℃温箱内培养48h取出，计数平板上菌落中等偏小、边缘整齐光滑的红色菌落，其他菌落不予计数。

⑥ 计数后，随机挑取步骤④中的5个菌落及步骤⑤中的两个红色菌落进行革兰氏染色，并用显微镜检查菌落形态。

五、注意事项

① 混合发酵剂中唾液链球菌、保加利亚乳杆菌的活力和细胞数量是影响酸乳质量的重要因素。

② 乳酸菌的检测过程中样品的稀释是决定实验成功的关键，每进行一次稀释都要将溶液充分混合均匀，然后迅速吸出1mL溶液依次进行稀释。在稀释结束后取0.1mL稀释液加入平板前也必须将稀释液充分混合均匀，否则将影响结果的正确性。

六、实验报告

① 记录感官评分结果，记录乳酸菌总数及唾液链球菌菌数，计算保加利亚乳杆菌菌数。

② 将实验样品中唾液链球菌菌数、保加利亚乳杆菌菌数与国家标准比较。

七、思考题

① 酸乳发酵的原理是什么？

② 酸乳发酵一般采用混合发酵菌种，为什么？

③ 测定乳酸菌菌数时，为什么选择 2～3 个连续适宜稀释度进行测定？

④ 为什么计数后，应随机挑取 MRS 平板中的 5 个菌落及 MC 平板中的两个红色菌落进行革兰氏染色，并用显微镜检查菌落形态？

实验三十二 果酒酵母的分批培养

一、目的与要求

① 了解机械搅拌通风发酵罐的基本结构组成，学习机械搅拌通风发酵罐的使用方法。

② 掌握发酵罐中培养基的灭菌、上罐操作。

③ 学习微生物生长曲线和物质消耗曲线的测定方法。

④ 学习酵母菌种的扩大培养方法，为发酵实验准备菌种。

二、基本原理

种子扩大培养是将处于休眠状态的生产菌种经斜面活化、摇瓶及种子罐扩大培养以获得大量活力强的种子的过程。由于需要数量较多的菌种，通常采用发酵罐进行扩大培养，即向发酵罐中加入适量的培养基，灭菌后在火焰下接入适量的菌种，在适宜的条件下进行培养，定时测定培养液中的菌量和相关物质，绘制菌种的生长曲线和物质消耗的曲线。发酵罐是进行液体发酵的特殊设备，通常用钢板或硼硅酸盐玻璃和不锈钢板制成；发酵罐配备有控制器和各种电极，可以自动地调控试验所需要的培养条件，是微生物学、发酵工程、医药工业等科学研究所必需的设备。

培养方式可分为分批培养、补料分批培养、连续培养。酵母培养是典型的细胞物质生产过程。菌体的生长、繁殖需要碳源来提供能源和菌体所需的碳骨架。酵母菌种的培养中，碳源的消耗与菌体的生长是相偶联的，碳源浓度的变化一定程度上反映了菌种浓度的变化。实验以葡萄糖为碳源，以分批培养的方式进行菌种的扩大培养。在分批培养过程中，除了不断供氧、加入消泡剂和加入酸碱调节剂外，发酵罐与外界没有其他物质交换。随着培养的进行，细胞浓度与物质的消耗量不断变化，细胞的生长呈现出延缓期、对数生长期、稳定期和衰亡期四个不同的阶段。

测定微生物的数量有多种不同的方法，可根据要求和实验室条件选用。本实验采用比浊法测定，由于酵母菌悬液的浓度与光密度（OD 值）成正比，因此可利用分光光度计测定菌悬液的光密度来推知菌液的浓度，并将所测的 OD 值与其对应的培养时间作图，即可绘出该菌在一定条件下的生长曲线，此法快捷、简便。

三、实验材料与用具

① 菌种：酿酒酵母（*Saccharomyces cerevisiae*）。

② 培养基：酵母斜面培养基（2%胰蛋白胨、1%酵母提取物、2%葡萄糖、2%琼脂）、酵母摇瓶种子培养基（2%胰蛋白胨、1%酵母提取物、2%葡萄糖）、酵母分批发酵培养基（2%胰蛋白胨、1%酵母提取物、2%葡萄糖）。

③ 试剂：3,5-二硝基水杨酸（DNS）（称取 3,5-二硝基水杨酸 10g、酚 2g、亚硫酸钠 0.5g、NaOH 10g、酒石酸钾钠 200g，置于 1000mL 烧杯中，用蒸馏水加热溶解，冷却至室温，定容在 1000mL 容量瓶中，摇匀，于棕色瓶中贮存。放置一周后，供制作标准曲线使用。）、0.1%标准葡萄糖溶液：准确称取于 105～110℃干燥 1h 后的无水葡萄糖 50mg，用蒸

馏水溶解，定容至 50mL，配成 0.1%标准溶液）。

④ 仪器及用具：5 升全自动发酵罐、摇瓶机（或摇床）、高压蒸汽灭菌锅、超净工作台、显微镜、恒温培养箱、分光光度计、玻璃仪器等。

不同厂家生产的发酵罐会有所差别，但基本原理是相同的，基本结构是类似的。现以上海保兴生物设备工程有限公司生产的 BIOTECH-7BGZ 罐为例，说明小型发酵罐的结构。该罐共包含三部分结构：罐体（见图 32-1）、保护罩和控制箱；空气压缩机；蒸汽发生器。

罐体为一硬质玻璃圆筒，底部用不锈钢板及橡胶垫圈密封而成，容积为 5.8L。消毒方式为外源蒸汽在位消毒。钟罩上有压力表、安全阀和钟罩排气口，罐体上有接种口、补料口、放置溶解氧（DO）电极口、放置温度电极口、放置 pH 电极口、放置消泡电极口、取样管口、放置搅拌器及冷凝进水口和蒸汽口。发酵罐放置在罐座上，还设有无菌空气入口、升温和夹套冷却装置等。

四、实验步骤

1. 斜面种子制备

自保藏甘油管中挑取一至二环酵母菌体接入新鲜的斜面试管中，于 28℃培养箱中培养 48h。

2. 摇瓶种子的制备

将上述培养好的斜面种子接入 250mL 锥形瓶装的灭过菌的 100mL 摇瓶种子培养基中，在 28℃，200r/min 振荡培养 15～20h。

3. 灭菌前的准备

按使用说明书所示图连接管线，并仔细检查对照，必须保证安全可靠，进行 pH 电极零点、斜率标定和溶解氧电极零点标定；加入培养基 5.0L；25%～28%氨水和 2mol/L 盐酸先在高压蒸汽灭菌锅中灭菌；灭菌操作前必须移开夹套蒸汽平衡阀，灭菌后才可以复位。

4. 发酵罐及培养基灭菌

检查罐体连接管线→夹套注水→移去夹套蒸汽阀→用保护罩盖住罐盖及发酵罐，拧紧，打开排气阀→接通电源→启动蒸汽发生器，启动搅拌马达，转速设为 300r/min→关进水阀，开冷凝阀，开蒸汽发生器，排气 2min 后关排气阀→调节排气阀和蒸汽进气阀进行保温，保温结束，关闭蒸汽进气阀，全开冷凝阀，开水阀→启动控制器，将温度控制设定为自动排去夹套内过量的水，温度降至 100℃以下时，慢慢打开排气阀，使压力逐渐下降至零，移去保护罩。

5. 发酵前的准备

设定发酵条件，进行溶解氧电极零点标定及 pH 电极的零点校正和斜率标定。

6. 接种

培养基冷却至 30℃，调节进气量至 3～5mL/min，将培养好的摇瓶种子按接种量 2%在火焰保护下倒到发酵罐中。

7. 发酵过程培养

将进气过滤器与空气出口连通，开始通气，调整空气流量为 3～5L/min→将蒸汽平衡阀装入法兰平衡口→温度降到设定值时，调节搅拌转速、空气流量、罐压→标定溶解氧电极，校正 pH 电极零点→接种（2%的接种量）→打开控制初始化菜单，设定发酵批号并确认，设定发酵过程参数（温度 28℃，搅拌转速 400r/min，通风量 $8.33\times10^{-5}m^3/s$）及控制模式→

发酵（每隔 2h 取样 10mL，用于菌密度的测定和其他项目的检测）。

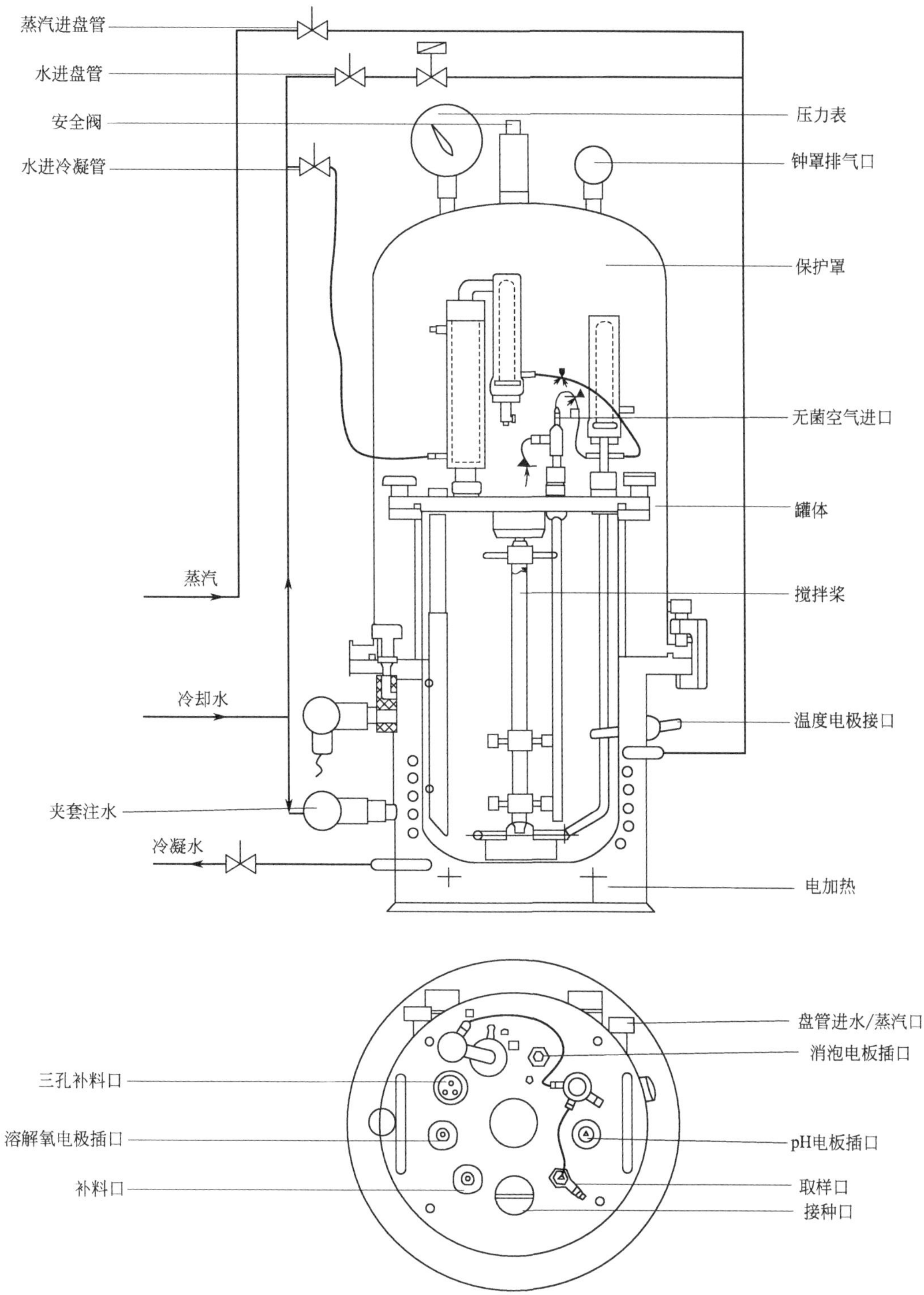

图 32-1 发酵罐顶盖及各孔口结构图

8. 过程监控

0～24h：每隔 2h 取样镜检，测定还原糖、菌体浓度。

（1）细胞光密度测定方法

菌液稀释后于 600nm 波长处以空白培养基为对照进行光密度测定。OD_{600}＝OD 读数×稀释倍数。

（2）葡萄糖的测定

标准曲线绘制：按表 32-1 比例将葡萄糖溶液、蒸馏水、DNS 混匀，开水煮沸 15min，冷却，加入 10.5mL 蒸馏水，摇匀，于分光光度计上在 550nm 处测定光密度。空白由蒸馏水代替葡萄糖。

表 32-1 葡萄糖的测定

编号	葡萄糖含量/mg	0.1 标准葡萄糖溶液/mL	蒸馏水/mL	DNS/mL
0	0	0	0.5	1.5
1	0.1	0.1	0.4	1.5
2	0.2	0.2	0.3	1.5
3	0.3	0.3	0.2	1.5
4	0.4	0.4	0.1	1.5
5	0.5	0.5	0	1.5

以 OD 值为纵坐标，葡萄糖含量为横坐标，作标准曲线，求出 K 值。

发酵液中葡萄糖的测定：取出 0.5mL 反应液于预先装有 1.5mL DNS 液的试管中，开水煮沸 15min，冷却后加入 10.5mL 蒸馏水，摇匀，于 550nm 处测定光密度。

9. 发酵结束

在初始化菜单中确认发酵结束；应将数据存盘；将控制器退回主菜单，然后按 Ctrl＋F6，关闭控制程序，关闭搅拌马达；放出发酵液，关闭空压机；将溶解氧电极和 pH 电极取出；清洗罐体，最后关闭电源，切除电源。

五、注意事项

① 设备初次使用或长期不用后启动时，最好采用间歇空消，以便消除芽孢。

② 接种口用酒精火圈消毒，然后打开接种口盖，迅速将接种液倒入罐内，再把盖拧紧。

③ 一般配制培养基的体积为预定的 70％，因为灭菌时，通入的蒸汽发生冷凝，会使发酵液的体积增加。

六、实验报告

根据检测结果，绘出果酒酵母浓度随时间变化的曲线图和葡萄糖浓度随时间变化的曲线图，并进行分析和讨论。

七、思考题

① 除了蒸汽灭菌外，还可用什么方法对发酵设备进行消毒？查阅资料，比较各种消毒

方法的优缺点。

② 测定生长曲线时，除了本实验所用的比浊法外，还有哪些方法？它们各有哪些优缺点？

③ 比较果酒酵母的生长曲线与葡萄糖浓度的变化曲线，从中可以得出哪些结论？

④ 上罐操作过程中有哪些注意事项？操作不当对实验结果有何影响？

第五章
免疫学技术

实验三十三　凝集反应——ABO 血型的鉴定

一、目的与要求

① 掌握玻片凝集试验的操作方法及结果判定，熟悉凝集反应的原理，了解其特点和用途。

② 掌握 ABO 血型鉴定的原理及鉴定方法。

③ 学习玻片凝集试验结果的观察方法，观察红细胞凝集现象。

二、基本原理

血型是指红细胞膜上特异凝集原（抗原）的类型。不同血型的血液相混合，红细胞将聚集成簇，这种现象称为红细胞的凝集反应（其实质是抗原-抗体反应）。常见的血型系统为 ABO 血型系统和 Rh 血型系统。

在人 ABO 血型系统中，红细胞膜上有 A、B 两种凝集原，其血浆中存在能与红细胞膜上的凝集原发生反应的两种凝集素（抗体），即抗 B 凝集素和抗 A 凝集素，根据红细胞膜上是否含有 A、B 凝集原可以分为 A 型、B 型、AB 型和 O 型四种基本类型：红细胞膜上只有 A 凝集原者为 A 型血，其血浆中有抗 B 凝集素；红细胞膜上只有 B 凝集原者为 B 型血，其血浆中有抗 A 凝集素；红细胞膜上既没有 A 凝集原又没有 B 凝集原者为 O 型血，其血浆中有抗 A 凝集素和抗 B 凝集素；红细胞膜上既有 A 凝集原又有 B 凝集原者为 AB 型血，其血浆中既没有抗 A 凝集素也没有抗 B 凝集素。若将含 A 凝集原的红细胞与含抗 A 凝集素的血浆（或血清）混合，就会出现红细胞的凝集反应。ABO 血型鉴定，是将已知标准抗 A 血清和抗 B 血清分别与受检者待测红细胞样本混合，观察有无红细胞凝集块出现。若抗原与抗体相对应，二者特异性结合并发生凝集，则肉眼可见红细胞凝集成块；反之，则不凝集。由此来判定受检者红细胞膜上是否存在 A 凝集原和（或）B 凝集原，从而判断血型。ABO 血型鉴定主要用于临床输血、不孕症以及新生儿溶血症病因的分析或者亲子鉴定等。

三、实验材料与用具

① 样品：受检者标本。

② 试剂：诊断用人血型抗 A 血清和诊断用人血型抗 B 血清（常于血清内加适当染料以示区别，A 型为红色，B 型为蓝色）、75%酒精、生理盐水。

③ 仪器及用具：显微镜、无菌刺血针、载玻片、牙签、棉球、消毒棉签、擦镜纸、记号笔、小试管、滴管等。

四、实验步骤

① 取洁净载玻片一块，用记号笔划分为两格，并于载玻片反面分别标明 A、B。

② 用 75% 酒精棉球消毒受检者的手指末端（常为左手无名指指腹），酒精挥干后，用无菌刺血针刺破皮肤，取血 1～2 滴放入盛有 0.5～1mL 生理盐水的小试管中，摇匀，即得 1%～2%的红细胞悬液。取血后，立即用无菌干棉球压迫针眼止血。

③ 在载玻片 A 格中加入抗 A 血清 1 滴，B 格中加入抗 B 血清 1 滴。

④ 用滴管吸取浓度约为 1%的待检红细胞悬液，分别各加 1 滴于载玻片上的抗 A 血清和抗 B 血清中。用牙签分别将 1%待检红细胞悬液与抗 A 血清或抗 B 血清混匀（注意不能交叉使用牙签），为使其充分混匀，也可轻轻晃动载玻片。使用过的牙签要置于消毒缸内。

⑤ 将载玻片置于实验台上，室温（20℃）下静置 5～10min 后在白色背景下观察有无肉眼可见的凝集块出现，若肉眼观察不够清楚，可在低倍显微镜下观察，根据凝集情况判断受检者的血型。

⑥ 结果观察与判定：待检红细胞悬液与抗 A 血清或抗 B 血清混合液由均匀混浊状态逐渐变为透明，并出现肉眼可见（或低倍显微镜下可见）、大小不等的红色颗粒者，即为阳性；若混合液仍呈均匀混浊状态，则为阴性。

五、实验报告

记录实验结果，血型鉴定试验结果判定标准见表 33-1。

表 33-1 血型鉴定试验结果判定标准

血型	抗 A 血清	抗 B 血清
A	凝集	不凝集
B	不凝集	凝集
AB	凝集	凝集
O	不凝集	不凝集

六、注意事项

① 待检红细胞悬液不宜过稀或过浓，以免影响结果判断。

② 红细胞悬液和血清应新鲜，因污染可产生假凝集现象。

③ 吸取待检红细胞悬液的滴管不能与血清接触，以防血清污染滴管。

④ 用牙签混匀红细胞悬液与血清时，应分别用两端搅拌，切不可用同一端在抗 A 血清、抗 B 血清中搅拌。

⑤ 红细胞悬液与血清的混合液，如果由均匀混浊的红色逐渐变为透明，并出现大小不等的红色凝集块，即为红细胞凝集；若混合液呈均匀分散混浊状，边缘整齐，则为不凝集。如观察不够清楚，可置于显微镜下用低倍镜观察。

⑥ 血型判定可参照图 33-1。红细胞凝成大块或有数个红细胞凝集在一起即为发生凝集。

七、思考题

① 你是哪种血型？你是如何判断的？

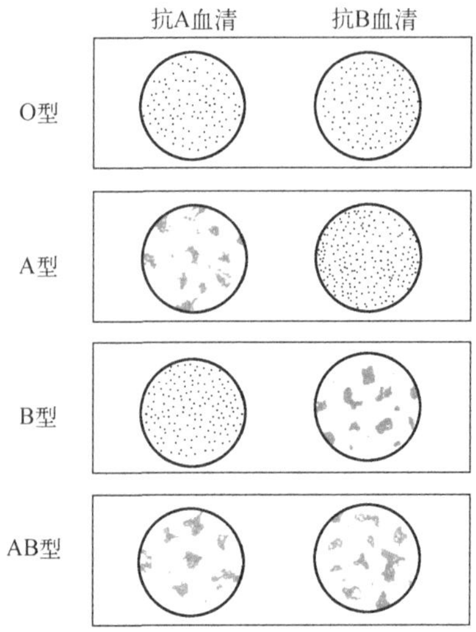

图 33-1　ABO 血型的凝集现象

② 你能接受何种血型的血液？能输血给何种血型的人？为什么？

③ 已知某人为 A 型（或 B 型）血，在无标准血清的情况下，可否对其他人进行 ABO 血型鉴定？如何进行？

④ 同型血相互输血时，是否需要做交叉配血试验？为什么？

⑤ ABO 血型系统有无因母子血型不合而导致新生儿溶血的情况？

⑥ 动物有无血型？如何鉴定动物的血型？

实验三十四 血涂片的制作及免疫细胞的形态观察

一、目的与要求

① 学习并掌握微量采血及血涂片的制作方法。

② 掌握动物细胞的瑞特染色法。

③ 在光学显微镜下认识并比较免疫细胞的形态。

二、基本原理

血涂片是血液学研究中的最基本技术。将血液样品制成单层细胞的涂片标本，经瑞特染色（Wright stain）后，不同免疫细胞中的颗粒可以呈现不同的颜色。根据细胞中颗粒的颜色大小及多少，再结合细胞的大小及细胞核的形态，就可以将免疫细胞进行分类计数。

三、实验材料与用具

① 试剂：瑞特染色液［称取 0.1 g 瑞特染料粉末（含亚甲蓝-伊红复合物），置于干燥研钵中，加入少量甲醇（约 5mL），充分研磨至无颗粒状物，使染料充分溶解，将研磨后的染液转移至棕色玻璃瓶中，用 45mL 甲醇分次冲洗研钵，冲洗液合并到棕色玻璃瓶中，加入 1～2 mL 甘油，密封棕色玻璃瓶口，室温避光静置 1～2 周后备用。储存于棕色瓶，避光密封，常温保存（有效期约 1 年）］、75%酒精、碘伏、缓冲液（pH 6.4～6.8 磷酸盐缓冲液）、生理盐水。

② 仪器及用具：显微镜、医用一次性采血针、酒精棉球、经脱脂洗净的载玻片、吸水纸、推玻片。

四、实验步骤

1. 采血

采血之前先揉搓需要采血的部位，如耳垂或指腹，使血流丰富。用 75%酒精棉球消毒皮肤，待干。以左手拇指及中指夹持食指的指腹，右手持医用一次性采血针迅速刺入指腹，深度以 2～3 mm 为宜，稍加挤压使血液自然流出，用消毒棉擦去第一滴血（因第一滴血混入组织液相对较多），然后用无菌干棉球压住穿刺点以止血。如血流不畅，可轻轻挤压。动物采血时先将耳部剪毛，酒精消毒后刺破动物耳部皮肤，挤去第一滴血不要。

2. 涂片

沾一点流出的第二滴血于一干净载玻片的右端，取一张边缘光滑的推玻片，斜置于血涂片的前缘，先向后（血滴的左侧向右）稍移动轻轻触及血滴，使血液沿玻片端展开成线状，两玻片的角度以 30°～40°为宜，轻轻将推玻片平稳地向前（由右向左）推动，至载玻片另一端（左侧），载玻片上便留下一层均匀的血膜，即涂成血液薄膜，如图 34-1、图 34-2 所示。良好的血膜应像舌头，头、体、尾鲜明，尾部渐薄无空隙，厚薄适宜、分布均匀，边缘整齐，两侧留有空隙。

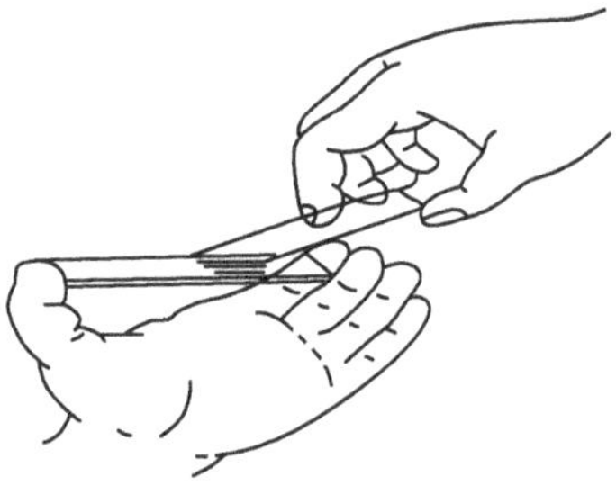

图 34-1　推血片时手执推玻片的姿势

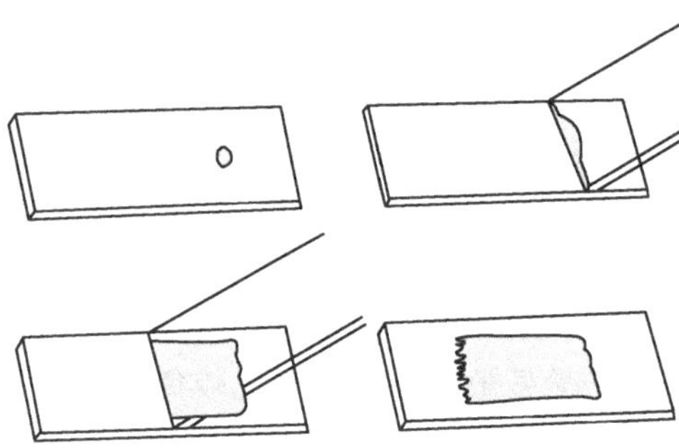

图 34-2　推血片的程序

3. 染色

血涂片制成后可在空气中挥动，使其迅速干燥，天气寒冷或潮湿时，应于 37℃温箱中保温促干，以免细胞变形皱缩。待涂片在空气中完全干燥后，滴加数滴瑞特染色液，左右晃动，使染液完全覆盖血膜，注意染液不宜过多而溢出界限，亦不能过少而干燥。染色 1～2min，滴加等量的缓冲液（pH 6.4）或生理盐水，2～3min 后，可用清水轻轻冲去染液，待血片自然干燥或用滤纸轻轻吸干。

4. 镜检与观察

用自己制作的血涂片，选择较均匀的部分观察。由于白细胞在血片上分布不匀，大细胞（如单核细胞和粒细胞）多分布于血片的两边和尾部，小细胞（如淋巴细胞）则多分布于中间，故可根据这一分布规律来寻找。

先用低倍镜找到血细胞，分辨红细胞和白细胞。再换用高倍镜观察，最后用油镜观察，辨认淋巴细胞与白细胞、红细胞，并绘图。

五、实验报告

拍摄血细胞照片，标出并分析比较各种免疫细胞类型和形态特征。

六、注意事项

① 配制染色液时必须使用无水甲醇（含水量<1%），否则染料易沉淀，影响染色效果；瑞特染料粉末必须研磨，直接溶解易导致颗粒残留，需充分研磨以释放染料活性成分。

② 采血时一般要挤去第一滴血不要，因含单核细胞较多。

③ 制作血涂片时，推玻片与载玻片推动的角度以 30°～40°为宜，角度过大血膜较厚，角度小则血膜薄。推片时应保持一定的速度和两片间的角度，要连续推进，否则血膜成波浪形，厚度不均匀，推进时不要中断，推片速度要适中，过快导致血膜过薄，过慢则血膜过厚。血片的厚度，可由血滴大小、推片速度和两片之间的角度大小来调节。血滴小，推进速度慢，推片角度小，涂片薄；反之，涂片厚，厚的涂片适于做白细胞分类，容易找到白细胞。

④ 采血与涂片时应避免血液凝固或外界杂质污染。

⑤ 发现细胞重叠时，需要调整推片角度和速度，减少血量；擦拭血膜尽量避免用力，

冲洗时水流要轻柔，以防细胞破碎。

⑥ 指腹或耳垂采血时，应避开有炎症、化脓、冻伤等皮肤损害的部位。皮肤出汗时应先用干棉球擦干，以免稀释血液。采血时，不要用力挤压皮肤，应让血液自然流出。

⑦ 血涂片用瑞特染色液后，先用等量的缓冲液（pH 6.4）或生理盐水浸泡 2～3min，再用水冲洗，切勿先将染液倾去再冲洗，以免染液中的细小颗粒附着于玻片上使标本观察不清晰。

⑧ 血涂片瑞特染色法染色的结果可参考图 34-3。

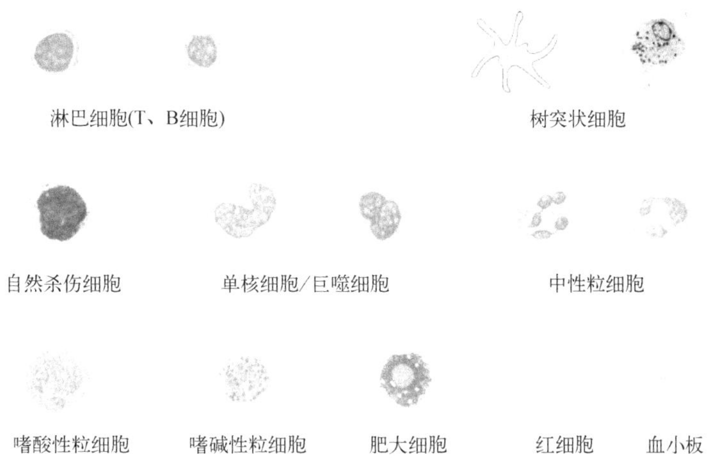

图 34-3　免疫细胞种类

红细胞：数目最多，呈双凹圆盘状，无细胞核，浅红色，边缘厚（浓染），中央薄（淡），中央部分着色比周围浅。

中性粒细胞：是白细胞中数量最多的细胞，细胞体大于红细胞；经瑞特染色后细胞质呈粉红色，内含细小且分布均匀的浅紫红色中性颗粒；细胞核呈蓝紫色，呈分叶形，可分 2～5 叶，叶间有染色质丝相连，成熟细胞核分叶明显，幼稚细胞核呈杆状。

嗜酸性粒细胞：数目较少，占白细胞总数的 0.5%～3%。细胞质中有许多粗大的被染成红色的嗜酸性颗粒，均匀分布。细胞核呈紫色，通常分为两叶。

嗜碱性粒细胞：细胞数目很少，在涂片上较难找到。细胞质中含有许多大小不等、被染成紫色的嗜碱性颗粒。细胞核形状不规则，染色后呈蓝紫色，但颜色略浅，常被嗜碱性颗粒掩盖。

淋巴细胞：数目较多，可见中、小淋巴细胞。小淋巴细胞的大小与红细胞相近，细胞核呈圆形或类圆形，一侧常有小凹陷，细胞核占细胞体积的大部分，着色很深，呈深紫色。细胞质很少，围在细胞核的周围，被染成天蓝色。中型淋巴细胞比红细胞大，细胞质稍多，着色较浅，有的细胞质内可见少数细小的紫红色嗜天青颗粒。细胞核呈圆形或近似肾形，着色也很深。

单核细胞：数目少，是血液中形体最大的细胞。细胞核多呈肾形或马蹄形，染色质较淋巴细胞疏松，排列成粗网状，故染色不如淋巴细胞深。细胞质呈浅灰蓝色，含细小粉尘样颗粒。有的单核细胞的细胞质内也含有嗜天青颗粒。

血小板：为不规则形小体，直径约 2～3μm。血小板周围部分为浅蓝色，中央有细小的紫红色颗粒。血小板往往聚集成群。

七、思考题

① 人血中有哪些有形成分？光镜下怎样区分五种白细胞？

② 分析总结实验是否成功，是否达到实验目的？为什么？

实验三十五 吞噬细胞吞噬功能的检测——中性粒细胞体外的吞噬作用

一、目的与要求

① 了解吞噬实验的原理、方法和实际意义，熟悉检测中性粒细胞的吞噬作用的原理和实验方法。

② 通过吞噬细胞吞噬功能的检测，观察机体的非特异性免疫现象，了解机体的非特异性免疫功能。

二、基本原理

外周血液中的中性粒细胞即小吞噬细胞，可吞噬多种细菌，具有吞噬杀菌的功能，通过趋化、调理、吞入和杀菌等步骤，能非特异性吞噬和消化衰老、死亡的细胞及病原微生物等异物，是机体非特异性固有免疫的重要组成部分，该过程称为小吞噬现象。本实验取人外周血在体外与葡萄球菌混合，孵育一段时间后，葡萄球菌被中性粒细胞吞噬。取样后涂片，经瑞特染色镜检，可以测定中性粒细胞吞噬细菌的百分率和吞噬指数，从而反映机体的非特异性免疫功能（吞噬功能），但不能反映其杀伤功能。

三、实验材料与用具

① 菌液：在琼脂斜面上生长 24h 的葡萄球菌，用无菌生理盐水刮洗下菌苔，用磷酸盐缓冲液（PBS）洗涤 2 次，最后用比浊法将菌液调整为 5×10^9 个/mL 的悬液，100℃加热 15min，置于 4℃冰箱备用。

② 培养基及试剂：肉汤培养基、碘伏、甲醇、无菌生理盐水、PBS、瑞特染色液、香柏油、二甲苯等。

③ 仪器及用具：显微镜、75%酒精棉球、纱布、载玻片、推玻片、止血带、绷带、微量移液器、真空采血管（肝素抗凝管）、双向采血针（常用 7 号针头）、温箱、离心机等。

四、实验步骤

1. 血液采集（静脉采血法）

在肘弯上方 5～10cm 处扎上止血带，肘下垫一棉垫，嘱受检者握拳。当静脉明显凸起时，用碘酒浸泡过的纱布擦洗将进针处的区域以消毒（建议选择肘窝处，因为这一位置的静脉血管较粗大且表浅，易于固定），然后用乙醇浸泡的纱布擦洗该区域。左手拇指固定静脉穿刺部位的下端，右手持采血针（针头斜面向上），沿血管走向以 15°～30°角进针，直接刺破皮肤至静脉腔中，见回血后，固定针头，用双向采血针另一端针头刺破真空采血管的管盖，使血液顺着压力差流入真空采血管，抽至 2mL，取下真空采血管，用其余备好的真空采血管依次抽取 2mL 血液，随后用无菌棉球压住进针处，拔针。如静脉不明显，可用左手轻拍肘弯或轻轻揉搓，使其充血，或嘱被采血者重复几次握拳运动，使其充盈后再采血；肥胖者，可用左手食指在肘前轻压，再抬起，如触到有弹性感，即为肘前静脉。在此处用食指甲轻压上一痕迹，再行无菌消毒，直刺血管进行采血。

2. 孵育

往有 2mL 外周血的真空采血管中加 2mL 减毒的葡萄球菌液，轻轻吹吸混匀，放入恒温箱 37℃孵育 30min，每 10min 取出轻轻振摇 1 次，再继续静置孵育，于 30min 时取出。

3. 分离白细胞

上述的孵育液于离心机中 800r/min 离心 2min，将长颈毛细吸管直接伸到灰白色层（在血浆和分层液间，即红细胞上层的灰白色层），轻轻地吸取该层细胞，这一层主要是白细胞。

4. 制片

用长颈毛细吸管吸取一小滴孵育后的白细胞液于洁净载玻片上，用推玻片推成薄血膜，自然干燥后，滴 2 滴甲醇在血膜上，固定 4～5min，并使甲醇基本挥发干净。

5. 瑞特染色

滴加几滴瑞特染色液于血膜上，染色 1min，然后加 PBS，轻轻晃动混匀，继续染色 5min，水洗，晾干。

6. 镜检

先用低倍镜找到白细胞，再用油镜观察细胞质内吞噬的细菌，油镜下观察计数（图 35-1）。

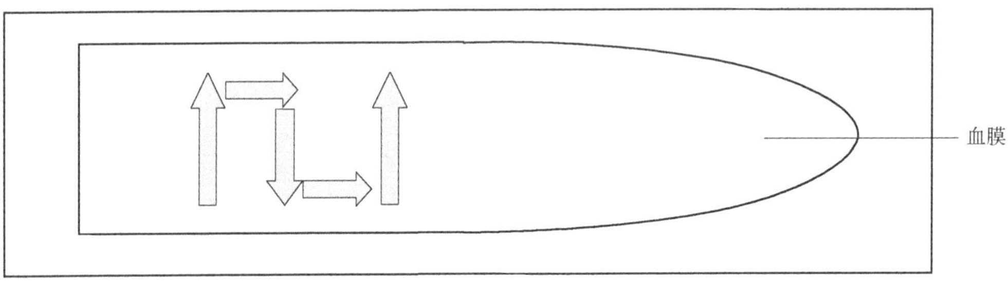

图 35-1 选择计数部位

五、注意事项

① 真空负压静脉采血法：a. 采血针刺入血管时，见回血后，另一端针头才可刺破真空采血管的管盖。若提前刺破管盖，可致管内负压消失。此外，见回血后，需固定针管以防血肿形成。b. 止血带压迫时间不宜过长，最好不超过 30s，避免淤血和血液浓缩，见回血后即松止血带。c. 人类白细胞的活动性在 37℃时最好，温度过高或过低均会使其吞噬能力减低。

② 由于个体差异（年龄、健康状况等不同），不同个体中性粒细胞的吞噬能力亦不同。

③ 涂血片时不宜太厚，否则不易观察。

④ 如细菌数太多可增加稀释倍数，平板培养后再计数。

⑤ 血膜必须充分干燥，否则在染色过程中易脱落。

⑥ 染液不可过少，以防止蒸发干燥，沉着于血片上不易冲掉。

⑦ 冲洗时应以流水将染液冲去，不可先倒掉染液，以免染料沉着于血膜上。

⑧ 因中性粒细胞多分布于血膜尾部，计数时应注意。

⑨ 越接近推片末梢，细胞数越多。计数时应取血涂片前、中、后三段计数，以提高准确率。

六、实验报告

① 结果观察：绘出油镜下观察到的中性粒细胞吞噬细菌的情况。中性粒细胞细胞质呈淡蓝色，细菌呈深蓝色，红细胞呈褐色，细胞核呈紫红色。

② 结果表示方法：计数100个中性粒细胞，同时计数吞噬细菌的中性粒细胞数以及被吞噬的细菌总数，计算吞噬百分率或吞噬指数。

吞噬百分率＝（吞噬细菌的中性粒细胞数/100）×100%

吞噬指数＝100个中性粒细胞吞噬的细菌总数/100

七、思考题

① 简述中性粒细胞吞噬功能测定的原理。

② 该实验过程中应注意哪些事项？

实验三十六 酶联免疫吸附试验检测盐酸克仑特罗的含量

一、目的与要求

① 熟悉和掌握酶联免疫吸附试验（ELISA）的原理、种类和用途。

② 学习用间接竞争 ELISA 方法检测尿样、组织、饲料等样本中盐酸克仑特罗的操作方法，掌握结果观察及实际应用。

③ 熟悉酶标仪的使用方法。

二、基本原理

免疫酶技术是利用抗原与酶标抗体发生免疫反应后，酶与加入的底物发生反应并显色，根据显色后颜色的有无和深浅，经酶标仪做定量分析。同样，可以利用酶标抗原检测抗体。免疫酶技术已成为目前使用最多的一类免疫学实验技术，应用范围遍及医学和生物学科的各个领域。

酶联免疫吸附试验（enzyme-linked immunosorbent assay，ELISA）是在免疫酶技术的基础上发展起来的一种新型免疫测定技术，利用聚苯乙烯微孔板吸附抗原或抗体，使固相化的抗原或抗体与后续加入的反应物间的反应都能在微孔板上进行。包被抗原测抗体时，酶催化生成的有色产物可用酶标仪测定吸光度来计算出待测抗体的含量。同理也可包被抗体，测定抗原含量。

本实验采用间接竞争 ELISA 方法检测尿样、组织、饲料等样本中盐酸克仑特罗（clenbuterol，CLE）的含量，试剂盒由预包被偶联抗原的酶标板、辣根过氧化物酶标记物、抗体、标准品及其他配套试剂组成。检测时，加入标准品或样本溶液，样本中的盐酸克仑特罗和酶标板上预包被偶联抗原竞争抗盐酸克仑特罗抗体，加入酶标记物后，用四甲基联苯胺（TMB）底物显色，样本吸光度与其所含盐酸克仑特罗含量呈负相关，代入标准曲线即可得出样本中盐酸克仑特罗的含量。

三、实验材料与用具

① 试剂：CLE 试剂盒［包括 96 孔酶标板、标准品（0、0.1、0.3、0.9、2.7、8.1、100μg/L）、酶标记物、抗体工作液、显色剂 A 液、显色剂 B 液、终止液、20×浓缩洗涤液、10×复溶液、封纸板、自封袋］、氢氧化钠、乙酸乙酯、浓 HCl、甲醇、去离子水、无水 Na_2CO_3、复溶液（将 10×复溶液用去离子水稀释 10 倍，即 1 份 10×复溶液加 9 份去离子水，用于样本的复溶，复溶液在 4℃环境可保存一个月）、工作洗涤液（将 20×浓缩洗涤液稀释 20 倍）、样本提取液（70%甲醇，即 $V_{甲醇}:V_{去离子水}=7:3$）、10% Na_2CO_3 溶液（取 50g 无水 Na_2CO_3，加去离子水混匀溶解，定容至 450mL）、0.1mol/L 盐酸溶液（取 860μL 浓 HCl，加去离子水混匀，定容至 100mL）、2mol/L NaOH 溶液（称取 8g NaOH，加去离子水混匀溶解，定容至 100mL）。

② 仪器及用具：酶标仪、均质器、振荡器、离心机、水浴锅、刻度移液管、天平（0.01g）、微量移液器（单道 20～200μL、100～1000μL，多道 300μL）、离心管。

四、实验步骤

1. 样本前处理

(1) 尿样处理方法

取 1mL 清亮尿样（浑浊尿样需要过滤或经 4000r/min 离心 5min 以得到清亮尿样）于 10mL 离心管中，加入 1mL 复溶液，混合振荡 30s，取 50μL 进行分析。暂不使用的样本应冷冻保存。

样本稀释倍数：2，检测下限：0.1μg/L。

(2) 组织样本处理方法

称取均质后的组织样本（2±0.05）g，加入 6mL 复溶液，充分振荡 2min，室温 4000r/min 以上离心 10min（若组织样本中油脂含量较高，可在振荡后放入 85℃水浴 10min 后再离心）。取 50μL 上清液进行分析。

样本稀释倍数：4，检测下限：0.2μg/L。

(3) 饲料样本处理方法

① 称取粉碎后的饲料样本（1.0±0.05）g 于 15mL 离心管中，加入 4mL 样本提取液，振荡混匀 2min，室温 4000r/min 以上离心 10min。

② 取上清液 0.1mL 于 1.5mL 离心管中，再加入 0.4mL 复溶液，振荡混匀 30s，取 50μL 进行分析。

样本稀释倍数：20，检测下限：1μg/L。

(4) 猪肝样本处理办法

① 称取均质后的猪肝样本（1.0±0.05）g 于 15mL 离心管中，加入 1mL 10% Na_2CO_3 溶液，振荡 2min 混匀，加入 4mL 乙酸乙酯溶液，振荡 5min 混匀，室温 4000r/min 以上离心 10min。

② 取上层有机液 2mL 于 15mL 离心管中，加入 1mL 0.1mol/L HCl，振荡 2min 混匀，室温 4000r/min 以上离心 5min。

③ 取下层清液 0.1mL 于 1.5mL 离心管中，加入 0.4mL 复溶液，用 2mol/L NaOH 溶液调 pH 至 7 左右，取 50μL 进行分析。

样本稀释倍数：10，检测下限：0.5μg/L。

2. 酶联免疫吸附试验

将所需试剂从 4℃冷藏环境中取出，置于室温平衡 30min 以上，洗涤液冷藏后可能会有结晶，需恢复到室温使结晶充分溶解，每种液体试剂使用前均须摇匀。取出需要数量的微孔板及框架，将不用的微孔板放入自封袋，保存于 2～8℃。

① 编号：将样本和标准品对应微孔按序编号，每个样本和标准品做 2 孔平行，并记录标准孔和样本孔所在的位置。

② 加样反应：向对应的微孔中加入标准品或样本（50μL/孔），然后加酶标记物（50μL/孔），再加入抗体工作液（50μL/孔），用盖板膜封板，轻轻振荡 5s 混匀，25℃反应 30min。

③ 洗涤：小心揭开盖板膜，弃去孔内液体，每孔加 350μL 工作洗涤液，静置 30s 后弃去，重复洗涤 5 次，最后一次拍干（用吸水纸拍干，拍干后未被清除的气泡可用干净的吸头刺破）。

④ 显色：每孔加入显色剂 A 50μL，再加显色剂 B 50μL，轻轻振荡 5s 混匀，25℃避光

显色 15min（若蓝色过浅，可适当延长反应时间）。

⑤ 终止：每孔加入终止液 50μL，轻轻振荡混匀，终止反应。

⑥ 测吸光度：用酶标仪于 450nm 处测定每孔吸光度（建议用双波长 450/630nm）。测定应在终止反应后 10min 内完成。

五、注意事项

① CLE 试剂盒于 2～8℃保存，避免冷冻，有效期为 1 年。

② 实验器具必须洁净并使用一次性吸头，以避免污染干扰实验结果。

③ 组织样本尽量不要取脂肪部分。

④ 正确洗涤酶标板：加洗涤液时要小心，勿使洗涤液溢出，流入周围孔中，造成交叉污染。洗涤后应尽量甩干孔内残液。洗涤液加入孔后，需保持浸泡 1min 再甩去。

⑤ 加样品时应从最高稀释度逐一加至最低稀释度。

⑥ 底物应在临用前配制，同时注意避光。

⑦ 室温低于 25℃或试剂及样本没有恢复至室温（25℃）会导致所有吸光度值偏低。

⑧ 在洗板过程中如果出现板孔干燥的情况，则会出现标准曲线不成线性、重复性不好的现象。所以洗板拍干后应立即进行下一步操作。

⑨ 混合要均匀，洗板要彻底，在 ELISA 分析中的再现性，很大程度上取决于洗板的一致性。

⑩ 所有孵育过程均应用盖板膜封住微孔板，避免光线照射。

⑪ 不要使用超过有效期的试剂盒，不要交换使用不同批号试剂盒中的试剂。

⑫ 样品检测后若超出标准曲线范围，需要稀释后重新检测。

⑬ 显色剂若有颜色则表明变质，应当弃之。0μg/L 标准溶液的吸光度小于 0.5（$A_{450}<0.5$）时，表示试剂可能变质。

⑭ 反应终止液有腐蚀性，避免接触皮肤。

六、实验报告

（1）吸光率的计算

标准液或样本的吸光率等于标准液或样本的吸光度的平均值（双孔）除以第一个标准液的吸光度，再乘以 100%，即：

$$吸光率(\%)=(A/A_0)\times 100\%$$

式中，A 为标准溶液或样本溶液的平均吸光度，A_0 为 0μg/L 标准溶液的平均吸光度。

（2）标准曲线的绘制与计算

以标准液吸光率为纵坐标，对应的标准液浓度的对数为横坐标，绘制标准液的半对数曲线，即得标准曲线。将样本的吸光率代入标准曲线，从标准曲线上读出样本所对应的浓度，乘以其对应的稀释倍数即为样本中待测物的实际浓度。

若利用试剂盒专业分析软件进行计算，更便于大量样本的准确、快速分析。

七、思考题

① 简述体外抗原-抗体反应的特点及影响的因素。

② 检测未知抗体可应用哪些免疫学方法？

③ 基于标记抗体或抗原进行抗原-抗体反应的常用方法有哪些？

实验三十七 免疫血清抗体的制备与 IgG 的分离

一、目的与要求

① 学习制备免疫血清抗体的原理和流程。

② 掌握血清的分离方法。

③ 掌握硫酸铵沉淀法纯化免疫血清抗体的实验操作。

二、基本原理

抗体是免疫球蛋白（Ig），其主要作用是与抗原发生免疫反应，生成抗原-抗体免疫复合物，从而发挥免疫学功能，是免疫学实验中常用的生物试剂。抗血清是一种含有多克隆抗体的血清，某种抗原注射到动物体内，通常可以刺激动物产生针对该抗原的特异性抗血清。抗血清中除了抗体外还存在多种蛋白质，通过适当的分离纯化方法可以去除杂蛋白，得到较高纯度的抗体组分。

蛋白质在水溶液中的溶解度是由蛋白质周围亲水基团与水形成水化膜的程度，以及蛋白质分子带有电荷的情况决定的，其带电表层使蛋白质分子彼此排斥，而蛋白质分子与水分子间的相互作用却加强，因而溶解度提高。把大量中性盐加入蛋白质溶液后，中性盐对水分子的亲和力大于蛋白质，使水的活度降低，于是蛋白质分子周围的水化膜层减弱乃至消失。同时，将中性盐加入蛋白质溶液后，离子强度发生改变，蛋白质表面电荷被大量中和，最终导致蛋白质分子间相互聚集，并从溶液中析出、沉淀。硫酸铵沉淀法是一种用于蛋白质纯化的盐析方法。利用蛋白质分子表面的亲水基团能与溶液中的水分子形成水化膜，当溶液中加入一定量的硫酸铵等中性盐后，中性盐与水分子的亲和力大于蛋白质，致使蛋白质分子周围的水化膜减弱或消失，使蛋白质溶解度降低而析出。由于分子量和带电荷量的不同，不同蛋白质析出的最佳饱和硫酸铵浓度不同。在 pH 为 7.0 时，50%饱和硫酸铵可使几乎所有的免疫球蛋白沉淀，而 33%饱和硫酸铵只能使大部分的 IgG 沉淀。

三、实验材料与用具

① 动物：健康成年兔，体重 2～3kg。

② 试剂：小鼠 γ-球蛋白、生理盐水、弗氏完全佐剂和弗氏不完全佐剂、免疫血清、生理盐水、0.02mol/L PBS（pH 7.4）、饱和硫酸铵溶液（取硫酸铵 400g，加入蒸馏水 500mL，加热至 50～60℃，充分搅拌 10min，趁热过滤，冷却后以浓氨水调 pH 至 7.2）、纳氏试剂（称取 HgI 11.5g、KI 8g，加蒸馏水至 50mL，搅拌溶解后，加入 20% NaOH 50mL）。

③ 仪器及用具：双针头连接的两个注射器、研钵、研磨棒、吸管、滴管、试管、透析袋、1.5mL 离心管、青霉素瓶、离心机、紫外分光光度计、磁力搅拌器、水浴锅、冰箱等。

四、实验步骤

1. 免疫血清的制备

① 将小鼠 γ-球蛋白 500μg 溶解于 1mL 生理盐水中，得到抗原液。

② 将抗原液逐滴加到 1mL 弗氏完全佐剂中，用双针头注射器混合法或研钵研磨法混匀，使加进的每滴抗原液成为乳剂。

③ 继续混匀，直至加进的全部抗原液成为乳剂，取 1 滴至冰水表面。若乳剂稳定，在冰水表面不会扩散。

④ 取乳剂 1mL 在兔的颈背部和大腿分 5～6 个点肌内或皮下注射。

⑤ 2 周后重复注射，若注射部位出现肉芽肿，第 2 次免疫可用弗氏不完全佐剂。

⑥ 再过 2 周后从兔耳动脉取血测试。

⑦ 将血置于试管中，室温放置 1h，使血液凝固收缩，再置于 4℃下使血清释出。

⑧ 收集血清，以 2000r/min 离心 5min，以去除红细胞，得到免疫血清。

2. IgG 的分离

① 取免疫血清 10mL 加入等体积生理盐水混匀，置于磁力搅拌器上，逐滴加入饱和硫酸铵溶液 20mL，至 50%饱和度。室温静置 30min 或置于 4℃冰箱过夜。

② 4℃下 10000r/min 离心 15min，弃去上清液（含白蛋白），将沉淀物（主要是 γ-球蛋白）溶于 20mL 生理盐水中。

③ 搅拌下向上述提取物中逐滴加入饱和硫酸铵溶液 10mL，至 33%饱和度，静置 30min 后 4℃ 10000r/min 离心 15min，弃去上清液。

④ 将沉淀溶于 20mL 生理盐水中，并重复步骤③。

⑤ 将沉淀物用 2～3mL PBS 溶解，转入透析袋中，置于 0.02mol/L PBS 中 4℃下透析 12h，透析过程应重复进行 2～3 次，直至纳氏试剂测得透析外液无黄色，即无 NH_4^+ 为止。

⑥ 蛋白质含量测定：取少量透析袋内样品，适当稀释后，用紫外分光光度计测定蛋白质含量，其余样品分装后置于－20℃冰箱保存备用。

$$蛋白质含量(mg/mL)=(1.45\times A_{280}-0.74\times A_{260})\times 样品稀释倍数$$

五、注意事项

① 选择健康、合适的动物，并细心饲养。家兔性情温顺，不会咬人。但其容易受噪声影响，变得烦躁，所以对动物进行免疫处理时，安静的环境有利于实验的进行。兔子受到惊吓或烦躁不安时难以固定，抚摸兔子背部的皮毛可以稳定其情绪。

② 抗血清经 56℃ 30min 灭活后（灭活不稳定的补体成分），加入等量中性甘油即可保存。

③ 抗血清应保存在－20℃以下或冷冻干燥后保存于 4℃以下的容器中。4℃下，可以存放 3 个月到半年；－20～－40℃下，一般可保存 5 年；冷冻干燥保存，一般在冰箱中可保存 5～10 年。

④ 硫酸铵是盐析法中最常使用的中性盐，其溶解度高、随温度变化小，不易引起蛋白质变性，对蛋白质有保护作用，高浓度时可抑制微生物和蛋白酶的活性，溶解于水时不产生热量，价格低廉，但在碱性环境中不能用硫酸铵作为沉淀剂进行盐析反应。但硫酸铵中含有氮，会干扰抗体浓度测定，需透析去除。

⑤ 盐析时若溶液内蛋白质浓度过高，可引起非目的蛋白质的共沉淀效应，故通常将免疫血清用生理盐水倍比稀释后再进行盐析纯化。

⑥ 加饱和硫酸铵溶液时，一定要边搅拌边逐滴加入，以减少其他杂蛋白质的共沉。

⑦ 盐析后一般须至少放置 30min，待沉淀完全再进行离心，过早离心将会影响纯化

效率。

六、实验报告

分别检测硫酸铵饱和度为50%和33%的粗提物中蛋白质的含量，同时测定透析袋中蛋白质的浓度，可用电泳法检测鉴定粗提物中IgG类抗体的纯度。

七、思考题

① 简述无菌采血应注意哪些事项？

② 离心机操作中应注意哪些问题？

③ 血清制备中应注意哪些问题？

④ 在免疫血清的制备过程中，为什么第二次免疫时若注射部位出现肉芽肿，可改用弗氏不完全佐剂？

⑤ 在IgG分离过程中，为什么先用饱和度为50%的 $(NH_4)_2SO_4$ 溶液沉淀，再用饱和度为33%的 $(NH_4)_2SO_4$ 溶液沉淀，而不是直接用饱和度为33%的 $(NH_4)_2SO_4$ 溶液沉淀？

⑥ 为什么在IgG分离过程中要用pH 7.4的PBS透析12h？透析过程为什么要重复进行2～3次？

第六章
分子微生物学技术

实验三十八　细菌总 DNA 的制备

一、目的与要求

① 了解常用的细菌总 DNA 制备方法的原理和适用范围。

② 学习提取细菌总 DNA 的操作技术。

二、基本原理

细菌的基因组大小通常在 1～5Mb。制备高纯度、高分子量的 DNA 是进行细菌基因组分析、基因克隆和遗传转化等研究的基础。细菌总 DNA 的制备方法多种多样，但通常包括两个主要步骤：首先裂解细胞，然后通过化学或酶学方法去除样品中的蛋白质、RNA、多糖等大分子。

1. 细胞裂解

大肠埃希菌（*Escherichia coli*）DH5α 菌株和枯草杆菌（*Bacillus subtilis*）BR151 菌株分别是革兰氏阴性菌和革兰氏阳性菌的常用代表性菌株。革兰氏阴性和阳性菌的细胞壁组成存在差异（图 38-1），其总 DNA 的制备方法在裂解步骤上也有所不同。对于大肠埃希菌等革兰氏阴性菌，直接使用十二烷基硫酸钠（SDS）即可裂解细胞；而对于枯草杆菌等革兰氏阳性菌，通常需先用溶菌酶降解细胞壁，再用 SDS 等表面活性剂处理以裂解细胞。

2. DNA 纯化

蛋白质的去除通常采用饱和酚、酚/氯仿/异戊醇抽提以及蛋白酶处理。酚抽提不仅能去除蛋白质，还可根据 DNA 和 RNA 在水相与酚相中的分配系数差异部分去除 RNA；残留的 RNA 可通过 RNase 消化进一步清除。此外，十六烷基三甲基溴化铵（CTAB）/NaCl 溶液可用于去除样品中的多糖及其他大分子污染物。

3. DNA 浓度和纯度检测

不同分子生物学实验对 DNA 样品的浓度和纯度要求各异。通常通过测定 DNA 溶液的 OD_{260} 和 OD_{280} 来估算核酸的纯度与浓度：对于纯 DNA，OD_{260}/OD_{280} 比值约为 1.8；纯 RNA 的比值则为 2.0。若样品中存在蛋白质或酚污染，该比值将显著降低。使用 1cm 光程的石英比色皿时，纯核酸的浓度可按 $OD_{260}=1.0$ 分别对应双链 DNA 50μg/mL、单链 DNA 40μg/mL 或 RNA 38μg/mL 来计算。对于纯度较低的 DNA 样品，可采用以下公式估算浓度：

$$\text{DNA 浓度}(\mu g/\mu L) = OD_{260} \times 0.063 - OD_{280} \times 0.036$$

需特别注意的是：上述公式不适用于质粒 DNA，因为质粒 DNA 存在多种构型，其消

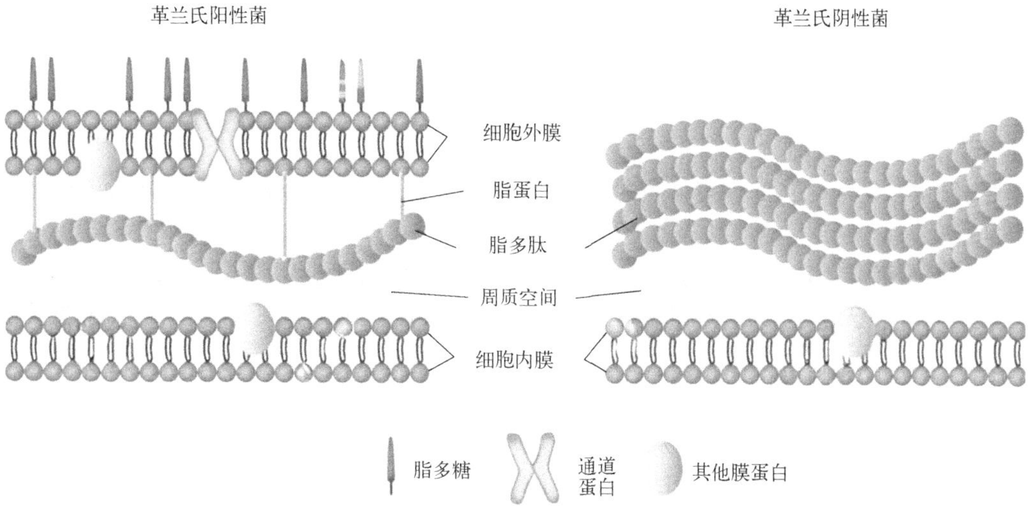

图 38-1 革兰氏阳性菌与革兰氏阴性菌细胞壁结构示意图

光系数各不相同。

三、实验材料与用具

① 菌株：大肠埃希菌（*Escherichia coli*）DH5α。

② 培养基：LB 液体培养基（分装于试管中，5mL/支）。

③ 试剂：缓冲液与裂解液［TE 缓冲液（10mmol/L Tris-HCl，1mmol/L EDTA，pH 8.0，含 20μg/mL RNase A）、100g/L 十二烷基磺酸钠（10% SDS）、20mg/mL 蛋白酶 K、CTAB/NaCl 溶液（100g/L CTAB，0.7mol/L NaCl）、溶液Ⅳ（酚/氯仿/异戊醇体积比＝25∶24∶1）、氯仿/异戊醇（体积比 24∶1）］、沉淀与洗涤试剂［无水乙醇、70%乙醇、3mol/L 乙酸钠（pH 5.2）］、SSC 缓冲液（0.15mol/L NaCl，0.01mol/L 枸橼酸钠，pH 7.0）、4mol/L 和 5mol/L NaCl、溶液 A（10mmol/L Tris-HCl，pH8.0；200g/L 蔗糖；2.5mg/mL 溶菌酶）、1mg/mL 溴化乙锭（EB）（核酸染色剂）、正丁醇、水饱和酚（含 10g/L 8-羟基喹啉）、异丙醇。

④ 仪器及用具：玻璃试管、微量离心管、微量移液器、旋涡振荡器、恒温水浴锅、高速台式离心机、电热干燥箱、紫外分光光度计、恒温摇床、琼脂糖凝胶电泳系统。

四、实验步骤

① 菌体培养：挑取大肠埃希菌 DH5α 单菌落接种于含 5mL LB 液体培养基的试管中，37℃振荡培养 12～16h（过夜培养）。

② 菌体收集：取 1.5mL 过夜培养物置于微量离心管中，12000r/min 离心 30s，弃上清液，保留菌体沉淀。

③ 细胞裂解：向沉淀中加入 567μL TE 缓冲液，涡旋振荡，充分重悬菌体。随后加入 30μL 10% SDS（终浓度约 0.5%）以及 3μL 20mg/mL 蛋白酶 K（终浓度约 100μg/mL），混匀后 37℃温育 1h。

④ 多糖去除：依次加 100μL 5mol/L NaCl 以及 80μL CTAB/NaCl 溶液，充分混匀后

65℃温育 10min。此步骤可有效去除多糖及大分子污染物。

⑤ 酚-氯仿抽提：加入等体积溶液Ⅳ，轻柔颠倒混匀（避免剧烈振荡导致 DNA 断裂），冰浴 10min。

⑥ 纯化水相：12000r/min 离心 10min，小心吸取上层水相至新离心管。重复步骤⑤～⑥直至界面无白色沉淀。

⑦ 氯仿二次纯化：加入等体积氯仿/异戊醇，混匀后 12000r/min 离心 5min，转移水相至新管。

⑧ DNA 沉淀：依次加入 1/10 体积 3mol/L 乙酸钠（pH 5.2）以及 0.6～1 倍体积异丙醇（或 2 倍体积无水乙醇），轻摇至出现絮状 DNA 沉淀，用无菌牙签或移液器吸头挑出沉淀，转入 1mL 70%乙醇洗涤。

⑨ 干燥 DNA：12000r/min 离心 5min，弃上清液，标记沉淀位置。倒置离心管于滤纸上室温干燥 10～15min（或 65℃烘干 2min）。

⑩ DNA 溶解：用 50～100μL TE 缓冲液（含 20μg/mL RNase）轻柔吹吸溶解沉淀。取 5μL 进行琼脂糖凝胶电泳检测，余样于 4℃保存备用。

⑪ 浓度与纯度检测：将 DNA 样品用 TE 缓冲液稀释后，用紫外分光光度计测定 OD_{260}、OD_{280}。

OD_{260}/OD_{280} 比值应在 1.8 左右（若含蛋白质或酚污染，比值会降低）。双链 DNA 的浓度（μg/μL）可按 $OD_{260}=1.0$ 对应 50μg/mL 来估算。

五、注意事项

① 有机溶剂的操作必须在通风橱中进行。

② 对于含有机溶剂的溶液，离心转速限定在 10000r/min 以下。

③ 细胞沉淀重悬要充分，细胞裂解要彻底，使基因组 DNA 能释放出来。

④ 细胞裂解后的操作步骤要轻柔，避免旋涡振荡，以避免使总 DNA 断裂成碎片。

⑤ 吸取上清液时注意不要吸入沉淀。

⑥ 必须等 DNA 完全干透才能加 TE 缓冲液溶解。

六、实验报告

记录制备的细菌总 DNA 的纯度和浓度。

七、思考题

① 何谓细菌的染色体 DNA？提取染色体 DNA 一般的用途是什么？

② 革兰氏阳性菌的总 DNA 制备方法应当在革兰氏阴性菌的总 DNA 制备方法的基础上增加什么环节？

③ 常用 OD_{260}/OD_{280} 比值来检测 DNA 纯度，如果某 DNA 样品的 OD_{260}/OD_{280} 比值为 1.8，是否就说明该 DNA 样品纯度很高？为什么？

④ 测定 DNA 浓度时除了紫外分光光度法还有哪些常用方法？各自的原理是什么？

实验三十九　琼脂糖凝胶电泳检测 DNA

一、目的与要求

① 掌握分离和纯化 DNA 的最常用技术——琼脂糖凝胶电泳的操作。

② 掌握通过核酸染料（GelRed）染色法观察 DNA 的操作。

二、基本原理

琼脂糖凝胶电泳是分离纯化 DNA 的常用技术，其借助琼脂糖凝胶的分子筛作用，核酸片段电泳时迁移速率有差异而实现分离，主要包括制胶、跑胶、染色三个步骤，流程简化示意图见图 39-1。

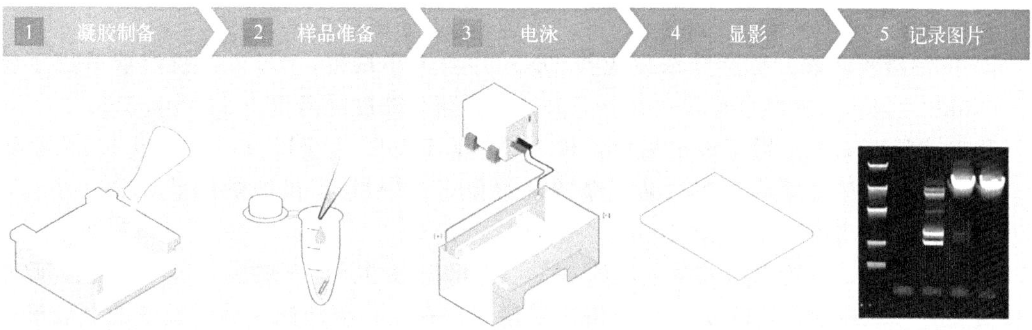

图 39-1　琼脂糖凝胶电泳流程示意图

1. 凝胶介质的筛分作用

琼脂糖由线性多糖聚合物（β-D-吡喃半乳糖和 3，6-脱水-α-L-吡喃半乳糖）构成，加热融化再冷却凝固时，多糖链通过氢键交联形成三维网状结构。这种结构具有分子筛效应。凝胶孔径大小由琼脂糖浓度（常为 0.8%～2.0%）决定，浓度越高，孔径越小，对大分子 DNA 的迁移阻力越大。

2. DNA 的电场迁移特性

DNA 分子在 pH 8.0～8.3 的缓冲液（如 TAE 缓冲液或 TBE 缓冲液）中带负电荷（磷酸骨架电离），在电场中向正极（阳极）迁移。其迁移速率受以下因素影响：

① 分子量大小：线性 DNA 片段的迁移距离与分子量对数成反比（可通过标准 Marker 估算未知片段大小）。

② 构象差异：相同分子量下不同构象 DNA 的迁移速率不同，超螺旋 DNA＞线性 DNA＞开环 DNA。

③ 凝胶浓度：如 1%琼脂糖凝胶适用于 0.5～10kb 的 DNA 片段分辨。

3. 染色与可视化

① 染料选择：核酸染料（如 GelRed、EB）可嵌入 DNA 碱基对，在紫外光（～300nm）

激发下发出荧光。

② 灵敏度：GelRed 检测下限约为 0.1ng DNA/条带（优于 EB 且更安全）。

三、实验材料与用具

① 材料：实验三十八中所得 DNA。

② 试剂：电泳用 1×TAE 缓冲液［按 1∶50 体积比将 50×TAE 缓冲液（Tris 碱 242.0g、冰醋酸 57.1mL、$Na_2EDTA \cdot 2H_2O$ 37.2g，去离子水定容至 1L，室温下自然 pH8.0～8.3）用去离子水稀释］；6×DNA 上样缓冲液（EDTA 0.44g、溴酚蓝 0.025g、二甲苯青 0.025g、甘油 18mL，去离子水定容至 50mL，调节 pH 至 7.0）；DNA 标准 marker、GelRed 染色液、琼脂糖。

③ 仪器及用具：微量移液器、微波炉、小锥形瓶、EP 管、吸头、牛皮纸做的小纸盖、制胶板、水平电泳槽、梳子、电泳仪、紫外透射仪。

四、实验步骤

1. 琼脂糖凝胶的制备

① 配制凝胶溶液：琼脂糖浓度应按 DNA 片段大小调整，0.7%凝胶溶液适用于检测 0.8～10kb 片段；若检测小片段（100～1000bp），建议浓度提高至 1.2%～1.5%。

称取琼脂糖 0.35g 置于锥形瓶中，加入 50mL 1×TAE 缓冲液，配制成 0.7%凝胶溶液。盖上松散的保鲜膜或纸盖（防止暴沸，避免完全密封）。微波炉间歇加热（10～15s/次），摇匀至完全溶解，避免过热。

② 倒胶与凝固：冷却凝胶溶液至约 60℃（手触瓶壁微烫但不烫伤）。若需染色，此时加入核酸染料（GelRed，终浓度 1×），混匀后避光保存。将溶液倒入插好梳子的制胶槽，避免产生气泡。室温凝固 20～30min，凝胶变透明且完全凝固后垂直拔出梳子。

③ 装槽与平衡：将凝固的凝胶连同底板放入电泳槽，加入 1×TAE 缓冲液，使液面高出凝胶表面约 2mm。

④ 预电泳（可选）：5～10V/cm 电压跑胶 5min，消除凝胶不均的影响。

2. 加样与电泳

① 样品准备：取 5μL DNA 样品，加入 1μL 6×DNA 上样缓冲液（总体积 6μL），混匀，备用。

② 加样：用微量移液器垂直缓慢地将 DNA 标准 marker 和样品加入加样孔（避免刺穿凝胶或溢出）。

Marker 选择：推荐使用已知大小的 DNA 梯状条带（如 100bp 或 1kb marker）。

③ 电泳：

加样后，盖上电泳槽盖子，连接电极，开启电泳仪，设置电压后，启动电泳。

电压设置：按凝胶长度计算为 5～8V/cm，对应总电压 100～150V。

终止时机：当溴酚蓝迁移至凝胶 2/3 处（对应约 500bp DNA 片段的迁移位置）时终止电泳。

3. 染色与观察

① 染色方法：

电泳后染色：将凝胶浸入含 1×GelRed 的 TAE 缓冲液（或水）中，避光摇染 20min。

替代方案（更安全）：使用 SYBR Safe 等非诱变性染料，可直接加入凝胶中（无需后染）。

② 观察与记录：

紫外透射仪观察：将凝胶放在样品台，关舱门，选择 302nm 波长激发，打开光源，观察条带。操作过程应戴防护面罩和手套。

图像采集：使用凝胶成像系统拍照（避免过度曝光）。

条带分析：对比 marker 估计 DNA 片段大小。

五、注意事项

① 凝胶制备环节：微波加热琼脂糖时，应间歇摇晃，防止液体暴沸或过热导致凝胶不均。溶液冷却至 60℃左右再倒入制胶槽（过烫可能使底板变形，过冷则导致凝胶凝结不均匀）。倒胶时沿槽壁缓慢倾倒，避免气泡产生，若有气泡可用枪头轻轻拨出。

② 电泳环节：制胶时使用的缓冲液和电泳槽中的缓冲液必须相同（如均为 1×TAE 缓冲液或 TBE 缓冲液），否则可能导致 DNA 迁移异常。缓冲液不宜过少（液面需高出凝胶 2～3mm），避免产热不均或凝胶干裂。开始电泳前，应确保电极方向正确，使 DNA 向正极移动。设置电压时应避免电压过高导致条带扩散或凝胶过热。

③ 上样技巧：加样时保持移液器垂直于孔中央，避免刺穿凝胶或使样品溢出至相邻孔。Marker 应加在最外侧或中间孔，便于比对未知样品。

④ 染色与观察环节：优先选择无毒染料（如 GelRed、SYBR Safe），避免使用溴化乙锭（EB）等高毒性物质。使用紫外透射仪时，佩戴防紫外线护目镜或使用防紫外面罩，避免裸露皮肤接触紫外光。尽量缩短紫外灯照射时间（＜30s），防止 DNA 降解或染料猝灭。

⑤ 其他关键细节：拔梳子时动作应轻柔，若加样孔撕裂可降低电压以减少条带变形。电泳终止时间以溴酚蓝迁移至凝胶 2/3 处为参考，但需根据目标片段大小灵活调整。

⑥ 实验后处理：废弃凝胶和缓冲液按生物有害废物处理（含染料的凝胶需单独收集）。电泳槽及时清洗，避免盐类结晶腐蚀电极。

六、实验报告

① 检查制备的细菌总 DNA 的纯度和浓度。

② 记录细菌总 DNA 电泳的结果。

七、思考题

① DNA 的分子结构有何特点？为什么 DNA 分子带负电荷？

② 电泳的基本原理是什么？琼脂糖凝胶电泳一般用于分离分子量在多大范围的 DNA？

③ 上样缓冲液的作用是什么？

实验四十　细菌感受态细胞的制备及质粒 DNA 的转化

一、目的与要求

① 学习并掌握分子生物学中常用的质粒 DNA 转化方法。

② 了解并掌握细菌感受态细胞的制备方法。

二、基本原理

转化（transformation）是基因克隆中将质粒 DNA 或重组 DNA 导入受体细胞的关键步骤，其成功依赖于受体细胞的遗传特性和生理状态。理想的受体菌需具备两种特征：一是限制修饰系统缺陷（R—M—突变株），以避免外源 DNA 被降解；二是携带选择性标记（如抗生素抗性基因），便于后续转化子的筛选。这些遗传特性虽为转化提供了基础，但外源 DNA 能否有效进入细胞则取决于细胞是否处于感受态（competence），即细胞膜暂时通透，可主动摄取外源 DNA 的生理状态。自然界中部分细菌可自发形成感受态，但在实验中（如大肠埃希菌为受体时），通常通过化学诱导（如 $CaCl_2$ 法）实现：低温下，Ca^{2+} 使细胞膜通透性改变，DNA 与钙离子形成复合物吸附于细胞表面；短暂热激（42℃）后，复合物通过膜孔进入胞内，最终在恢复培养基中增殖的转化子可通过选择性标记鉴定（图 40-1）。

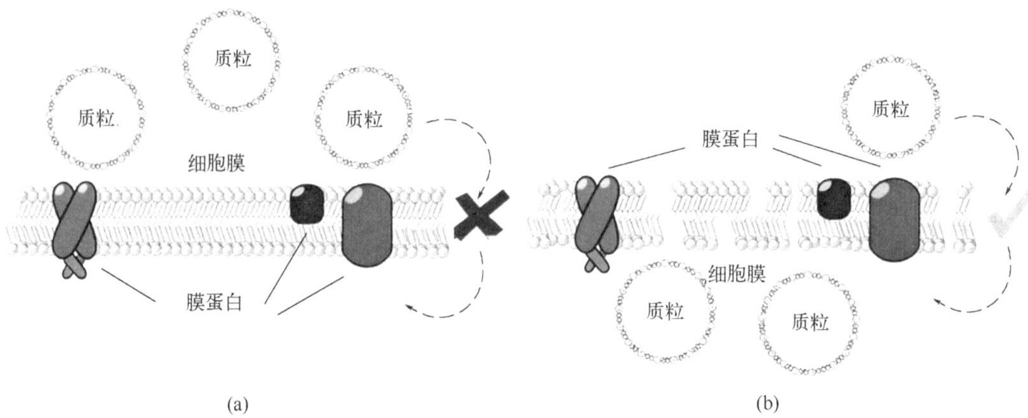

图 40-1　普通或感受态大肠埃希菌细胞的通透性差别示意图

（a）普通大肠埃希菌细胞；（b）感受态大肠埃希菌细胞

三、实验材料与用具

① 菌种及材料：大肠埃希菌（*Escherichia coli*）DH5α，pUC18 质粒。

② 试剂：0.1mol/L（$CaCl_2$）溶液。

③ 培养基：LB 液体培养基（胰蛋白胨 10g/L，酵母提取物 5g/L，氯化钠 10g/L）、LB 固体培养基（液体培养基的基础上加入 20g/L 琼脂）。

④ 仪器及用具：塑料离心管、移液器、玻璃涂布棒、恒温水浴锅、分光光度计、台式离心机等。

四、实验步骤

1. $CaCl_2$ 法制备大肠埃希菌感受态细胞

① 取出－80℃保存的大肠埃希菌 DH5α 菌种，在 LB 固体培养基平板上按平板划线分离法接种后置于 37℃过夜培养，得到单一的菌落。

② 挑取单一菌落接种于 5mL LB 液体培养基，37℃ 200r/min 振荡培养直到培养基 OD_{600} 值为 0.3～0.5，即细胞处于对数生长期。

③ 将培养物于冰浴中放置 10min，然后转移到 2 个提前完成灭菌并预冷的 10mL 离心管中，4℃ 4000r/min 离心 10min，离心前注意配平。

④ 弃上清液，倒置离心管 1min，剩余液体流尽后，继续置于冰浴中 10min。

⑤ 分别向两管加入 5mL 预冷的 0.1mol/L $CaCl_2$ 溶液悬浮细胞，置于冰浴中 20min。

⑥ 4℃ 4000r/min 离心 10min，回收菌体，弃上清液。分别向两管各加入 1mL 预冷的 0.1mol/L $CaCl_2$ 溶液，重新悬浮细胞。

⑦ 按每份 100μL 分装细胞于无菌小塑料离心管中，如果不马上用可加入 10%无菌甘油，置于－80℃贮存备用。

2. 转化

① 加入 5μL pUC18 质粒到制备的 100μL 感受态细胞中。同时设置 2 个对照：一组不加质粒；一组不加感受态细胞。将上述三组样品均在冰上放置 30min。

② 将上述样品在 42℃水浴热激 90s，随后迅速置于冰上放置 2min。

③ 冰浴结束后于超净台中操作，向感受态细胞中加入 700μL LB 培养基，并在恒温振荡摇床中以 37℃、220r/min 培养 45min，以表达抗生素抗性蛋白。

④ 结束后将样品置于离心机中，5000r/min 离心 3min，随后在超净台中吸取 700μL 上清液舍弃。

⑤ 将三组样品剩余的约 100μL 菌液吹打混匀后，分别涂布于含氨苄青霉素（50μg/mL）的选择平板上，室温下放置 10min，待菌液完全被琼脂吸收。

⑥ 倒置平板，于 37℃培养 12～16h，观察结果。

五、注意事项

① 在分子生物学实验中，我们常在大肠埃希菌（*E. coli*）名称之后看到一些后缀，例如 DH5α。这些后缀代表了不同的大肠埃希菌的菌株株系，每个类型的株系具有不同的特点。本实验涉及的 DH5α 是由大肠埃希菌 K-12 菌株（*E. coli* K-12）改造而来的一种经典实验室工程菌。其主要特点是：转化效率高、限制性修饰系统缺陷，因此常用于常规质粒克隆、文库构建、体外突变等基础研究。

② 避免过度培养，要掌握好制备感受态细菌的合适生长期，一般为对数生长前期或对数生长期，$OD_{600}>0.8$ 时转化效率会显著下降。

③ 实验全程注意无菌、低温操作，尽量保持在冰浴中进行（0～4℃），防止细胞膜结构恢复。

④ 热激时间需要精确计时，时间过长会导致细胞死亡。热激后冰浴时间不足会降低效率，但过长会导致细胞裂解。

⑤ 在实验中设立各种对照，对正确判断实验结果至关重要。

六、实验报告

① 自行设计表格并拍照记录你的实验结果。

② 按下列公式计算转化效率：

转化效率(cfu/μg DNA)＝克隆数 / 质粒添加量(μg)×涂板稀释倍数

七、思考题

① 与其他同学相比，你获得的转化效率高还是低，你认为原因是什么？

② 本实验为何选择氨苄青霉素来针对转化子进行筛选？

③ 除化学诱导转化法之外，还有哪些其他的转化方法？其原理是什么？

④ 转化实验中的 2 组对照各起什么作用？如果无克隆生长、克隆数过少、生长卫星克隆，又说明什么问题？

⑤ 在转化环节的涂布过程中，三组样品是否需要涂布于三组平板？你是否想到可以在一块平板上以区域化标注与划分的形式（图 40-2）完成三组样品的分别涂布？

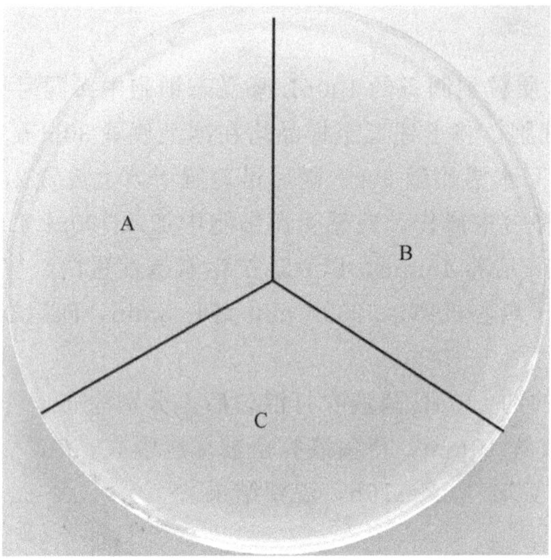

图 40-2　区域化涂布示意图

实验四十一 细菌质粒 DNA 的制备

一、目的与要求

① 学习和掌握碱裂解法小量制备质粒 DNA 的原理、方法和技术。

② 熟悉 DNA 浓度与质量的检测方法。

二、基本原理

细菌质粒的发现是微生物学对现代分子生物学发展的重要贡献之一。特别是自 20 世纪 70 年代末以来，基于质粒分子生物学特性构建的一系列克隆与表达载体，已成为现代分子生物学研究、遗传改良和基因工程产品开发的关键工具。随着相关技术的快速发展，质粒的分离与纯化成为实验室中最基础的实验技术之一。目前，仅大肠埃希菌质粒的提取方法就有十余种，包括碱裂解法、煮沸法、氯化铯/溴化乙锭梯度超离心法，以及多种优化改良方案。本实验以大肠埃希菌的 pUC18 质粒为例，介绍当前广泛使用的碱裂解法小量制备质粒 DNA 的技术流程。

大肠埃希菌的染色体 DNA 分子量远大于常用载体质粒 DNA，因此在提取过程中，染色体 DNA 容易断裂成线性分子，而多数质粒 DNA 则保持稳定的共价闭合环状结构。正是基于这一差异，科学家发展出多种分离和纯化质粒 DNA 的方法。碱裂解法正是利用染色体 DNA 与质粒 DNA 在变性和复性过程中的不同特性实现分离。在 pH 12.0～12.6 的强碱性条件下，染色体 DNA 和环状质粒 DNA 的氢键均会断裂，导致双链解开变性。然而，闭环质粒 DNA 由于其共价结合的拓扑结构仅发生部分解链，两条互补链仍相互缠绕。当 pH 回调至中性并提高盐浓度后，染色体 DNA 的互补链因无法有效复性而形成不溶性网状沉淀，可通过离心与细胞碎片、蛋白质-SDS 复合物及大分子 RNA 一同去除。而闭环质粒 DNA 则迅速复性，恢复可溶状态并保留在上清液中。随后，通过酚-氯仿抽提及乙醇沉淀等步骤，即可获得高纯度的质粒 DNA。

三、实验材料与用具

① 菌种：大肠埃希菌 DH5α/pUC18（Amp^r），含氨苄青霉素（Amp）抗性基因。

② 试剂：裂解试剂［溶液Ⅰ（50mmol/L 葡萄糖、25mmol/L Tris-HCl、10mmol/L EDTA）、溶液Ⅱ（0.2mol/L NaOH、1% SDS）、溶液Ⅲ（3mol/L 醋酸钾、2mol/L 醋酸）］、提取试剂［TE 缓冲液（10mmol/L Tris-HCl、1mmol/L EDTA，pH 8.0）、10μg/mL RNase A、异丙醇、70%乙醇］、电泳试剂［上样缓冲液、1×TAE 缓冲液、1%琼脂糖凝胶、核酸染料（GelRed，10mg/mL）］。

③ 培养基：含氨苄青霉素（50μg/mL）的 LB 液体培养基和固体培养基。

④ 仪器及用具：微量离心机、离心管、水平电泳槽、稳压电源、紫外凝胶成像仪、涡旋振荡器、微量移液器（10/100/1000μL）、冰盒、无菌牙签。

四、实验步骤

1. 细菌培养与收集

① 接种大肠埃希菌 DH5α/pUC18 单菌落至 5mL LB 液体培养基（Amp^+）中，37℃振荡培养 12～16h。

② 取 1.5mL 菌液，12000r/min 离心 1min，弃上清液，收集菌体。

2. 碱裂解法提取质粒

① 重悬菌体：向菌体沉淀中加入 100μL 预冷的溶液Ⅰ，涡旋混匀。

② 裂解细胞：加入 200μL 溶液Ⅱ，轻柔颠倒混匀 5 次，冰浴 5min（溶液变透明黏稠）。

③ 中和沉淀：加入 150μL 溶液Ⅲ，轻柔颠倒 10 次，冰浴 10min，12000r/min 离心 10min。

④ 上清液转移：取上清液至新 EP 管，加入等体积酚∶氯仿（1∶1），涡旋混匀后离心（12000r/min，5min）。

⑤ 沉淀 DNA：取上清液，加 0.6 倍体积异丙醇，离心后弃上清液，用 70%乙醇洗涤，晾干。

3. DNA 溶解与检测

① 将沉淀溶于 20μL TE 缓冲液（含 RNase），37℃孵育 15min。

② 检测：

浓度测定：利用紫外分光光度计测定 DNA 溶液的吸光度 A_{260}/A_{280}（纯度良好时比值为 1.8～2.0）。

电泳验证：取 5μL DNA 与上样缓冲液混合，进行 1%琼脂糖凝胶电泳（5V/cm，30min），电泳具体操作参见实验三十九，观察条带（pUC18 对应的条带大小约为 2.7kb）。

五、注意事项

① 加入溶液Ⅱ后需轻柔混匀，避免剧烈振荡导致染色体 DNA 断裂污染。

② 异丙醇沉淀时温度需≤－20℃，以提高 DNA 回收率。

③ 核酸染料 GelRed 的毒性虽然远远不如溴化乙锭（EB），但操作需戴手套，废弃物应单独回收。

④ DNA 降解时确保溶液Ⅰ含 EDTA，操作应全程在冰浴中进行。

⑤ 为避免 RNA 污染，RNase 处理时间须充足（≥15min）。

六、实验报告

① 数据记录：记录所提取 DNA 的 A_{260}/A_{280} 值并计算浓度。拍摄电泳结果，标注 Marker 与预期条带位置。

② 结果分析：判断质粒纯度与完整性，解释可能导致条带异常的原因（如开环/线性质粒）。

七、思考题

① 若电泳结果显示质粒 DNA 条带模糊或拖尾，可能由哪些实验环节失误导致？

② 比较碱裂解法与商业化试剂盒提取质粒的优缺点。

③ 为什么提取过程中要严格控制溶液Ⅱ的作用时间和 pH？

④ 你是否知道质粒 DNA 分为图 41-1（a）中的几种构象形态？图 41-1（b）是质粒 DNA 电泳结果示意图，你是否能够将图 41-1（a）中质粒 DNA 的三种构象与图 41-1（b）中的三个条带进行对应，并分析其原理？

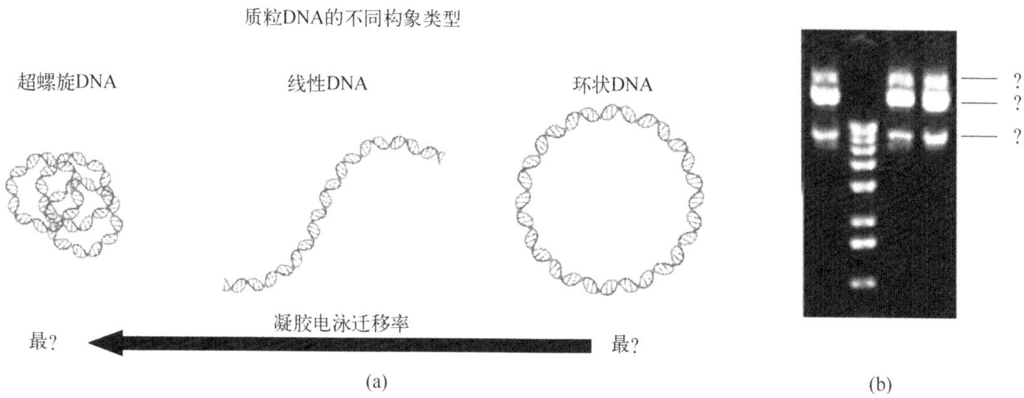

图 41-1 质粒构象及电泳结果示意图

（a）质粒 DNA 的不同构象类型示意图；（b）质粒 DNA 的电泳结果示意图

⑤ 在你自己的电泳结果中，是否出现了图 41-1（b）中的三种条带？条带数量大于或小于三分别说明什么？三种条带之间的比例又代表什么？

⑥ 比较分析细菌总 DNA 和质粒 DNA 提取方法的异同点，试探讨其原因。

实验四十二　基于 PCR 技术的细菌鉴定

一、目的与要求

① 掌握基于 16S rDNA 的 PCR 技术进行微生物分子鉴定的基本原理与操作流程。

② 熟悉引物设计原则及 PCR 产物电泳分析技术。

③ 理解 PCR 技术在细菌分类学中的核心地位及其应用场景。

二、基本原理

随着分子生物学技术的发展，基于 16S rRNA 基因序列分析的分类方法（由 Woese 提出）已广泛应用于微生物鉴定。PCR 技术（Mullis 等于 1985 年建立，后获诺贝尔化学奖）通过体外模拟 DNA 复制过程，可实现目的 DNA 片段的指数级扩增（图 42-1），其核心步骤包括：

① 变性（95℃）：双链 DNA 解离为单链模板；

② 退火（55～65℃）：特异性引物与单链模板互补结合；

③ 延伸（72℃）：Taq DNA 聚合酶沿模板合成新链。

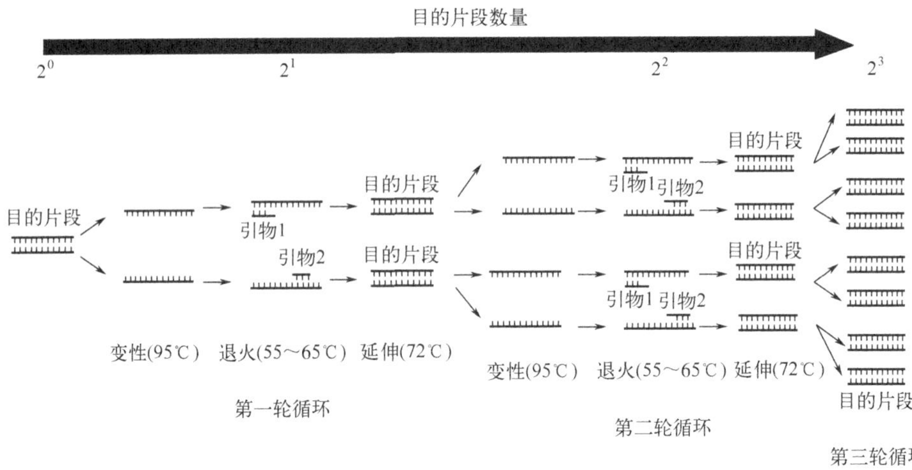

图 42-1　PCR 流程示意图

本实验采用 Spilker 等设计的特异性引物，通过 16S rDNA 序列比对（属水平鉴定）、物种特异性片段扩增（种水平鉴定）实现对假单胞菌属（*Pseudomonas*）及铜绿假单胞菌（*P. aeruginosa*）的准确区分。

三、实验材料与用具

① 菌种：铜绿假单胞菌（*P. aeruginosa* ATCC 27853，作为标准菌株）、洋葱伯克霍尔德菌（*Burkholderia cepacia* ATCC 25416，作为阴性对照）、环境样本中分离的假单胞菌（*Pseudomonas* sp.，作为待测菌株）。

② 培养基及试剂：LB液体培养基、DNA提取试剂（溶液Ⅰ/Ⅱ/Ⅲ）、TE缓冲液、2×Taq PCR Master Mix（含dNTPs、Mg^{2+}）、特异性引物（10μmol/L）、琼脂糖凝胶电泳试剂（1×TAE缓冲液、0.5μg/mL EB溶液）。

③ 仪器及用具：紫外分光光度计PCR仪、电泳仪、凝胶成像系统、微量移液器（0.5～10μL/10～100μL/100～1000μL）、无菌EP管、枪头、冰盒。

四、实验步骤

1. 细菌总DNA的制备

① 菌种培养：挑取三种菌株的单菌落接种于5mL LB液体培养基，37℃振荡培养16h。

② 细菌总DNA的提取：参照实验三十八操作步骤开展。

③ OD值的测定：取适量的DNA样品加至微量比色皿中，通过紫外分光光度计分别测定DNA在280nm和260nm处的OD值。根据OD值可以确定样品中DNA的浓度，并通过OD_{260}/OD_{280}值评价DNA的纯度。

2. PCR反应体系构建

（1）引物设计与稀释

根据已鉴定的假单胞菌属和铜绿假单胞菌，合成相应的引物：

① 假单胞菌属引物：

PA-CS-F 5'-GACGCGTCACTAATGCCA-3'

PA-GS-R 5'-CACTGGTCTTCCTTCCTATA-3'

② 铜绿假单胞菌引物：

PA-CS-F 5'-GGGCCATCTTCGCACCTCA-3'

PA-GS-F 5'-TCCTTAGAGTCCCCACCCG-3'

（2）PCR扩增

① 向EP管中按表42-1中顺序加入各反应组分。

表42-1　PCR体系

组分	体积/μL	组分	体积/μL
引物1（10μmol/L）	1	ddH_2O	8.5
引物2（10μmol/L）	1	2×Taq PCR Master Mix	12.5
模板DNA	2.0	总体积	25.0

加入各种试剂后将EP管用手指轻轻地弹数次，使加入的各种溶液混合均匀，然后短暂离心，使EP管内壁上的溶液均在反应体系中。

② 在PCR仪上按表42-2中所示条件进行反应。

表42-2　PCR程序设定

循环	温度和时间	循环	温度和时间
1	95℃（2min）	1	72℃（10min）
30	94℃（30s），54℃（30s），72℃（2min）		

将待扩增的 EP 管放在 PCR 仪的样品孔内，使 EP 管的外壁与 PCR 仪样孔充分接触，盖好盖子；按 Start 键，启动 PCR 仪，DNA 扩增正式开始。扩增完成后取出 EP 管检测 PCR 产物。

3. 琼脂糖凝胶电泳

操作过程详见实验三十九。

五、注意事项

① 实验须分设 DNA 提取区、PCR 制备区、产物分析区三个独立操作区域，并全程使用带滤芯枪头和预灭菌 EP 管。

② 退火温度须严格匹配引物 T_m 值。

③ 若出现无扩增条带，须检查 Taq 酶活性和模板完整性。

④ 若出现非特异条带，可优化 Mg^{2+} 浓度（1.5～3.0mmol/L 梯度测试）。

⑤ PCR 扩增时，酶应最后加入，加酶后尽快上机，若无法立即上机应置于冰上保存。

六、实验报告

1. 结果记录

① 拍摄电泳结果照片，标注 Marker 大小及样品条带。

② 制作菌株鉴定结果对照表。

2. 分析讨论

① 比较标准菌株与待测菌株的条带差异。

② 讨论假单胞菌属特异性引物的设计原理。

七、思考题

① 使用同一引物对不同的菌株进行 PCR 得到相同的或不同的 DNA 片段，这说明什么？

② 在 PCR 条件正常的情况下，为什么有的引物进行 PCR 扩增及电泳后在琼脂糖凝胶上观察不到任何 DNA 条带？

③ 有时 PCR 扩增后，产物电泳后在琼脂糖凝胶上观察到的 DNA 条带非单一条带，而是呈弥散状态，试分析出现这种现象的原因。

④ 如果电泳后在琼脂糖凝胶上只在加有引物的对照泳道上观察到很淡的 DNA 带，你认为这条带可能是何物？说明理由。

⑤ 若待测菌株在属特异性引物 PCR 中呈阳性，而在种特异性引物 PCR 中呈阴性，可能提示什么分类学信息？为何 16S rDNA 序列分析难以区分某些近缘种？

第三篇

综合设计性实验

实验四十三　抗生素产生菌的筛选与活性检测

一、目的与要求

① 掌握从环境样品中分离、筛选抗生素产生菌的基本原理和操作技术。

② 学习利用紫外线诱变等手段提升菌株产抗生素能力，初步了解微生物遗传育种思路。

③ 掌握抗生素活性的检测方法（如圆片扩散法），并能对实验结果进行分析与评价。

④ 培养实验设计、操作及数据记录与分析的综合能力。

二、基本原理

抗生素是部分微生物在特定条件下合成的次级代谢产物，具有抑菌或杀菌作用。自然界中，真菌、放线菌等部分细菌在竞争环境中会通过分泌抗生素抑制其他微生物生长。

圆片扩散法（disk diffusion method）是微生物学中常用的体外抗菌药物敏感性检测方法。将含有定量抗菌药物的滤纸片（直径通常为6～8mm）贴在已接种指示菌（如大肠埃希菌、金黄色葡萄球菌）的琼脂培养基表面。由于琼脂培养基的多孔性，药物会从滤纸片向周围琼脂中自由扩散，当药物浓度高于待检测细菌的最低抑菌浓度（MIC）时，细菌生长被抑制，形成透明的“抑菌圈”。当药物浓度低于MIC时，细菌可正常生长，抑菌圈外呈现浑浊的菌苔。抑菌圈的大小间接反映了细菌对该抗菌药物的敏感程度：抑菌圈越大，说明细菌对药物越敏感；反之则可能耐药。

紫外线诱变育种是微生物育种常用的诱变技术，其核心原理是利用紫外线的物理特性诱导生物遗传物质发生可遗传的突变，进而筛选出具有优良性状的变异个体，其中254～260nm波长的紫外线诱变效果最强。由于紫外线诱变具有随机性（突变方向不确定）和多方向性（可能产生正向、负向或中性突变），因此需要结合目标性状（如微生物的高产能力等）进行大量筛选，最终获得符合需求的优良变异株，并通过复筛与遗传稳定性验证，筛选出高产、稳定的候选菌株。

三、实验材料与用具

① 样品来源：森林土壤、农田土壤、河流底泥等微生物丰富环境。

② 培养基：

分离用培养基：高氏1号培养基（用于分离放线菌）、PDA培养基（用于分离真菌）、牛肉膏蛋白胨培养基（用于分离细菌）。

活性检测用培养基：营养琼脂培养基（用于涂布指示菌）。

③ 指示菌：处于对数生长期的大肠埃希菌（G^-）、金黄色葡萄球菌（G^+）。

④ 试剂：无菌水、生理盐水、75%乙醇。

⑤ 仪器及用具：超净工作台、恒温培养箱、摇床、高压蒸汽灭菌锅、紫外灯箱、分光光度计、无菌滤纸片、紫外诱变设备、培养皿、试管、移液器等。

四、实验步骤

1. 样品采集处理与目标菌分离

① 在森林土壤、农田土壤、河流底泥等微生物丰富区域采样，避免在污染源附近采样。采样时使用无菌采样袋，取样深度建议为5～10cm，采样量不少于50g；样品采回后应当天处理或于4℃短期保存，避免微生物群落结构变化。

② 取10g土壤样品加入90mL无菌水，振荡30min，制成10^{-1}稀释液，依次稀释至10^{-6}。

③ 取0.1mL各级稀释液分别涂布于三种分离培养基平板，每种设置3个平行；

④ 培养条件：放线菌于28℃培养5～7天，真菌于28℃培养2～3天，细菌于28℃培养1～2天。

⑤ 观察菌落形态，用无菌接种针挑选典型菌落划线纯化3次，获得单菌株；纯化后接种至斜面管，编号保存。

2. 抗生素产生菌的初筛

① 接种培养：将待筛菌株接种到液体培养基中，在最适温度下振荡培养（或静置培养，依菌株特性决定），培养时间以菌株进入产抗生素高峰期为宜（如放线菌培养5～7天，真菌培养3～5天，需提前通过预实验确定）。

② 制备菌液/发酵液：取培养后的菌液，通过离心（3000～5000r/min，10～15min）或过滤（用0.22μm滤膜除菌）去除菌体，收集上清液（含抗生素的发酵液），备用。

③ 制备指示菌平板：将处于对数生长期的指示菌（大肠埃希菌、金黄色葡萄球菌）用无菌生理盐水调节OD_{600}至0.5～0.6，取0.1mL指示菌悬液涂布于营养琼脂平板，静置10min待菌液吸收。

④ 滤纸片法检测：将无菌滤纸片完全浸入待筛菌株的发酵液，沥干多余液体，以浸入无菌培养基的滤纸片作为阴性对照，浸入已知抗生素溶液（如青霉素、链霉素）的滤纸片作为阳性对照，用无菌镊子将处理后的滤纸片轻轻贴在指示菌平板表面（每皿可放3～5片，间距≥2cm，避免抑菌圈重叠），轻压滤纸片使其与培养基紧密接触。将平板倒置，在指示菌最适生长温度下培养（如细菌指示菌37℃培养16～24h），观察滤纸片周围是否出现抑菌圈。

⑤ 记录抑菌圈直径，筛选具有明显抑菌活性的菌株。

3. 紫外诱变处理

① 将初筛阳性菌株在液体培养基中培养至对数生长期，离心收集菌体，用无菌生理盐水洗涤2次，重悬，制成菌悬液（OD_{600}=0.8～1.0）。

② 取5mL菌悬液置于无菌培养皿中，厚度不超过3mm。

③ 紫外诱变：将培养皿置于15W紫外灯下，距离紫外灯30cm，分别照射0s（对照）、30s、60s、90s、120s，每组设置3个平行。

④ 诱变后避光培养1h，稀释适当倍数后涂布于原分离培养基，培养后观察菌落形成。

⑤ 计算致死率：致死率=（对照菌落数－处理组菌落数）/对照菌落数×100%。选择致死率为80%～90%的处理组用于后续复筛。

4. 复筛与遗传稳定性验证

① 挑取诱变菌株的单菌落，接种至液体培养基中，28℃、180r/min培养48h，收集发

酵液。

② 使用圆片扩散法检测抑菌活性，测量抑菌圈直径，与原始菌株对比。

③ 将复筛得到的高产菌株连续传代 6 代，每次传代后测定抑菌圈变化，若 6 代内无明显活性下降（差异＜10％），说明菌株遗传稳定性良好。

五、注意事项

① 紫外诱变操作过程须佩戴护目镜与手套，避免紫外线直接照射皮肤与眼睛。

② 指示菌应处于对数生长期，接种浓度应一致，确保活性检测结果间的可比性。

③ 活性检测应设置空白对照与标准对照，避免误判。

④ 所有操作应在无菌条件下进行，避免杂菌污染，影响筛选结果。

⑤ 诱变后菌液需避光培养，防止光修复。

六、实验报告

① 记录样品来源、菌落形态、分离培养基等基本信息，绘制分离得到的菌株菌落图。

② 整理不同诱变时间的致死率数据，绘制致死率曲线，标注最佳诱变时间。

③ 记录初筛和复筛中各菌株的抑菌圈直径，列表比较原始菌株与诱变菌株的活性差异，附抑菌圈照片。

④ 分析高产菌株的遗传稳定性，讨论其是否具备应用潜力。

⑤ 讨论实验中出现的问题（如杂菌污染、抑菌圈不明显等）及改进措施。

七、思考题

① 为什么从土壤中更容易分离到抗生素产生菌？环境因素对微生物产抗生素有何影响？

② 诱变处理后为何要进行初筛和复筛？两次筛选的目的有何不同？

③ 若抑菌圈大小不稳定，可能的原因是什么？如何提高实验重复性？

④ 除了紫外线诱变，还有哪些方法可用于微生物育种？各有什么优缺点？

⑤ 结合本实验，谈谈从环境微生物中开发新型抗生素的潜力与挑战。

实验四十四　胞外多糖（EPS）产生菌的筛选与功能验证

一、目的与要求

① 掌握从环境样品中分离产胞外多糖微生物的原理和操作技术，识别产糖菌株的典型培养特征。

② 学习发酵条件（如碳/氮源、温度、pH 等）优化的基本方法，理解环境因素对微生物代谢产物合成的调控作用。

③ 掌握胞外多糖的提取、纯化及含量测定方法，学会用 1,1-二苯基-2-三硝基苯肼（DPPH）法和乳化活性实验评估多糖的生物活性。

④ 建立“菌株筛选-发酵优化-产物提取-活性评价”的完整实验流程，培养微生物代谢产物开发的综合能力。

二、基本原理

胞外多糖（exopoly saccharides，EPS）是部分微生物在生长代谢过程中分泌到细胞外的高分子碳水化合物（如葡聚糖、杂多糖等），可使培养基产生黏液或形成黏液状菌落，具有保湿、乳化、抗氧化、抗菌、促凝血等多种功能。

微生物合成 EPS 受环境因素的严格调控，碳源种类（如葡萄糖、蔗糖）、氮源浓度、培养温度、pH 等通过影响微生物生长速率、酶活性及代谢通路等，调控 EPS 的生成和结构。通过单因素实验或正交实验优化关键发酵条件，可提高 EPS 产量。

利用 EPS 在高浓度（70%～80%）乙醇中因氢键破坏而沉淀的特性，采用乙醇沉淀法分离发酵产物上清液中的多糖，与小分子杂质初步分离；采用 Sevag 法（氯仿-正丁醇混合液使蛋白质变性沉淀）可去除蛋白质杂质；利用半透膜截留高分子量 EPS，去除盐类、单糖等小分子污染物。含量测定采用苯酚-硫酸法，多糖在浓硫酸作用下脱水生成糠醛衍生物，与苯酚反应形成橙黄色复合物，其在 490nm 处的吸光度与多糖浓度呈线性关系，通过标准葡萄糖曲线可定量计算样品中 EPS 的含量。DPPH 法通过测定多糖对自由基的清除率评价其抗氧化活性，乳化活性实验则通过测定乳化层稳定性反映其界面活性。

三、实验材料和用具

① 样品：传统发酵食品（如纳豆、开菲尔）、海洋沉积物、红树林根际土壤、植物叶片表面等。

② 培养基：

筛选培养基：改良 LB 培养基（含 2%葡萄糖，用于细菌筛选）、PDA 培养基（含 1%蔗糖，用于真菌筛选）。

发酵培养基：基础培养基（含碳源、氮源、无机盐，如 2%葡萄糖、0.5%蛋白胨、0.3% KH_2PO_4）。

③ 试剂：无菌水、生理盐水、无水乙醇、苯酚溶液（5%）、浓硫酸、DPPH 试剂（溶于无水乙醇）、葡萄糖标准溶液、乳化活性测定用植物油、磷酸缓冲液（pH 7.0）等。

④ 仪器及用具：超净工作台、恒温培养箱、摇床、高压蒸汽灭菌锅、电子天平、分光光度计、离心机、旋转蒸发仪、恒温水浴锅、移液枪及枪头、培养皿、试管等。

四、实验步骤

1. 产胞外多糖菌株的分离筛选

① 样品处理：取 10g 样品加入 90mL 无菌水中，振荡 30min，制备 10^{-1} 稀释液，依次稀释至 10^{-6}。

② 分离培养：取 0.1mL 各稀释液分别涂布于改良 LB 平板或 PDA 平板，筛选细菌的平板于 30℃培养 48～72h，筛选真菌的平板于 28℃培养 5～7d，观察是否出现黏液状菌落。

③ 菌落观察与初筛：观察是否有黏液状菌落或菌落周围形成透明圈或表面湿润发亮；挑取菌落划线纯化 3 次，接种至基础液体培养基，30℃、180r/min 培养 72h，观察液体黏稠度。

④ 定性检测：取发酵液 1mL，加入 5%苯酚溶液 1mL 和浓硫酸 5mL，沸水浴 15min，若呈橙黄色则为阳性菌株，保留为候选菌株。

2. 发酵条件优化

① 碳源优化：在基础培养基中分别以葡萄糖、蔗糖、麦芽糖、淀粉作为碳源（含量为 2%），接种候选菌株后培养 72h，测定 EPS 产量，筛选最佳碳源。

② 关键因素优化：固定最佳碳源，设置温度（25℃、30℃、35℃）、初始 pH（5.0、6.0、7.0、8.0）、培养时间（48h、72h、96h）三个因素进行单因素实验，每组重复 3 次，记录多糖产量，绘制结果图表，确定最适发酵条件。

3. 胞外多糖的提取与纯化

① 取优化条件下的发酵液，4℃离心（10000r/min，20min）去除菌体，上清液用 Sevag 法（氯仿：正丁醇＝4：1）脱蛋白，振荡后离心去除蛋白层。

② 向脱蛋白后的上清液中加入 3 倍体积无水乙醇，4℃静置过夜沉淀多糖，离心（8000r/min，15min）后收集沉淀。

③ 沉淀用无水乙醇洗涤 2～3 次，真空干燥后得到粗多糖，用蒸馏水溶解，制成多糖溶液，备用。

4. 多糖含量及活性测定

① 含量测定（苯酚-硫酸法）：

a. 绘制葡萄糖标准曲线：取不同浓度葡萄糖溶液，按苯酚-硫酸法显色后测 490nm 处吸光度。

b. 样品测定：取多糖溶液 0.5mL，按标准曲线方法操作，计算 EPS 产量（mg/mL）。

② 抗氧化活性测定（DPPH 法）：取多糖溶液 2mL，加入 0.2mmol/L DPPH 溶液 2mL，避光反应 30min，测 517nm 处吸光度（A_1）；另取多糖溶液 2mL，加入无水乙醇 2mL，同法测定吸光度（A_2），作为空白对照；取蒸馏水 2mL，加入 0.2mmol/L DPPH 溶液 2mL，同法测定吸光度（A_0），作为阴性对照。按式（44-1）计算清除率。

$$\text{清除率}(\%)=[1-(A_1-A_2)/A_0]\times 100\% \tag{44-1}$$

③ 乳化活性测定：取多糖溶液 2mL 与植物油 2mL 混合，均质 1min 后静置，分别于 0h 和 24h 测定乳化层高度，计算乳化活性指数（EAI）。

五、注意事项

① 乙醇沉淀多糖时需缓慢搅拌，避免多糖降解；低温静置可提高沉淀效率。

② Sevag 法脱蛋白时须控制振荡强度和时间，避免多糖损失；若蛋白去除不完全，可重复操作 2～3 次。

③ DPPH 试剂对光敏感，实验须避光操作；须设置阳性对照（如 VC 等），便于比较。

④ 多糖溶液浓度过高可能导致吸光度超出线性范围，须提前稀释。

⑤ 发酵条件优化实验须保证单一变量原则，每个处理重复至少 3 次，减少实验误差。

⑥ 培养基中碳源浓度不宜过高，防止渗透压抑制生长。

六、实验报告

① 记录样品来源及筛选培养基上的菌落特征，描述产糖菌株的黏液状菌落形态，附照片或示意图。

② 整理不同发酵条件下的 EPS 产量数据，用折线图或柱状图展示优化结果，确定最佳发酵条件。

③ 绘制葡萄糖标准曲线，计算粗多糖的提取率和纯度，记录多糖溶液的外观特征（如颜色、黏度）。

④ 分析多糖的 DPPH 自由基清除率和乳化活性数据，评价其抗氧化和乳化性能，附活性测定原始记录。

⑤ 讨论实验中影响多糖产量和活性的关键因素，提出提高多糖产量的改进方案及应用前景。

七、思考题

① 为什么海洋环境和植物根际容易分离到高产胞外多糖的微生物？多糖对微生物自身有何生态意义？

② 发酵培养基中碳氮比如何影响胞外多糖的合成？请结合微生物代谢途径分析可能的调控机制。

③ 除了乙醇沉淀法，还有哪些方法可用于胞外多糖的提取？不同方法对多糖结构和活性有何影响？

④ 胞外多糖的抗氧化活性与其分子量、单糖组成有何关系？如何进一步验证其构效关系？

⑤ 结合本实验结果，谈谈微生物胞外多糖在食品工业（如增稠剂）和化妆品领域（如保湿剂）的应用潜力及开发难点。

实验四十五　发酵食品中功能微生物的分离及风味关联分析

一、目的与要求

① 掌握从发酵食品中分离纯化乳酸菌、酵母菌等功能微生物的原理和操作技术，识别不同微生物的典型菌落特征。

② 学习菌株的生理生化与分子鉴定流程，理解微生物分类与功能之间的关系。

③ 掌握产酸能力测定及风味物质检测方法，理解微生物代谢与食品风味形成的关联机制。

④ 通过感官评价与实验数据结合，培养学生的综合分析能力与实验设计能力。

二、基本原理

发酵食品中的乳酸菌、酵母菌等功能微生物通过代谢产生有机酸、酯类、醇类等风味物质，影响食品的口感、香气与品质。利用选择性培养基（如 MRS 培养基选择性富集乳酸菌，PDA 培养基富集酵母菌）可从食品中分离目标菌群，通过稀释涂布平板法或平板划线分离法可获得单菌落，随后结合菌落形态和染色特征初步区分菌种。生理生化实验（如糖发酵实验、产酸能力测定等）可反映菌株代谢特征，16S rRNA 基因（细菌）或 ITS 序列（真菌）的序列比对可实现菌株的精准的分类学鉴定。

乳酸菌通过糖酵解途径将葡萄糖等碳水化合物转化为乳酸、乙酸等有机酸，降低发酵液的 pH 值，这是发酵食品酸味的主要来源。通过测定发酵液的 pH 值（酸度计法）或滴定酸度（如用 NaOH 滴定计算乳酸含量），可评估菌株的产酸强度。酸含量可直接影响食品的口感清爽度和保存性。

微生物代谢产生的风味物质包括挥发性有机物（如酯类、醇类、醛类）和非挥发性物质（如氨基酸、短肽、有机酸）。采用气相色谱-质谱联用（GC-MS）技术，基于不同物质在色谱柱中的保留时间和质谱特征峰，可定性定量检测酯类（如乙酸乙酯，赋予果香）、醇类（如乙醇，提供醇厚感）等；氨基酸与有机酸类则通过高效液相色谱（HPLC）检测，基于物质在固定相和流动相中的分配系数差异实现分离。

感官评价是通过人体的视觉、嗅觉、味觉和触觉等器官，对发酵食品的色泽、气味、口感、余味等指标进行量化评分（如 9 分制评分法）的方法，其结果直接反映食品的风味接受度。感官评价须结合客观实验数据进行关联分析，可建立菌株代谢特征与风味表现之间的关联，为筛选优良发酵菌株提供依据。

三、实验材料与用具

① 样品来源：市售或自制发酵食品，如酸奶、泡菜、发酵面团、豆豉、酱油等。

② 培养基：

分离培养基：MRS 培养基（含碳酸钙，用于分离乳酸菌）、PDA 培养基（含青霉素，抑制细菌生长，用于分离酵母菌）。

鉴定培养基：糖发酵管（葡萄糖、乳糖、蔗糖等）、产酸测定培养基。

③ 试剂：无菌生理盐水、75%乙醇、革兰氏染色液、16S rRNA/ITS基因PCR引物、有机酸标准品（乳酸、乙酸等）、酯类标准品（乙酸乙酯等）等。

④ 仪器及用具：超净工作台、恒温培养箱、厌氧培养装置、pH计、滴定管、PCR仪、凝胶成像系统、气相色谱仪、离心机、移液枪及枪头、培养皿等。

四、实验步骤

1. 发酵食品中功能微生物的分离纯化

① 样品预处理：取25g发酵食品（如泡菜、酸奶、豆豉等），剪碎或捣碎后置于无菌均质袋中；加入225mL无菌生理盐水，使用均质器或手动振荡，充分混匀制成10^{-1}稀释液，梯度稀释至10^{-6}。

② 分离培养：取0.1mL各稀释液涂布于MRS培养基（37℃，厌氧培养48h）和PDA培养基（28℃，有氧培养72h），每种样品设置3个平行。

③ 纯化培养：挑取MRS平板上周围有溶钙圈的乳酸菌菌落和PDA平板上形态典型的酵母菌菌落，通过平板划线分离法纯化3～4次，获得纯化菌株，斜面保存。

2. 菌株的初步鉴定

① 形态与生理生化鉴定：

a. 菌落形态观察：记录菌落大小、形状、颜色、边缘等特征。

b. 细胞形态观察：对乳酸菌进行革兰氏染色（结果为阳性球菌或杆菌），对酵母菌观察细胞形态、出芽情况及是否形成孢子。

c. 生理生化实验：配制糖发酵管（含酚红指示剂），分别加入葡萄糖、乳糖、蔗糖等，测定乳酸菌对不同糖类的发酵能力；接种菌株，37℃培养48h，观察颜色变化，呈黄色为产酸，有气泡为产气。酵母菌还可进行硝酸盐还原实验，即将其接种于硝酸盐还原培养基中，培养后加显色剂判断是否还原。

② 分子生物学鉴定：提取菌株基因组DNA，用16S rRNA基因引物（细菌）或ITS基因引物（酵母菌）进行PCR扩增。扩增产物测序后在NCBI数据库中进行BLAST比对，确定菌株的分类地位。

3. 功能微生物代谢特性测定

① 产酸能力测定：将乳酸菌接种至MRS液体培养基，37℃培养48h，每隔12h取样，测定发酵液pH值。取终点样品，使用0.1mol/L NaOH滴定至pH=8.2，计算滴定酸度（以乳酸计，单位g/L），绘制“培养时间-pH值”变化曲线，分析产酸速率。

② 风味物质检测：取发酵液离心（8000r/min，10min），上清液经0.22μm滤膜过滤后用于GC分析。

4. 风味关联分析

① 感官评价：组织5～7名评价员，对原始发酵食品与纯菌株发酵样品采用盲评方式进行评分（酸度、香气、口感等）。

② 关联分析：将菌株的产酸量、风味物质种类及含量与感官评价结果进行相关性分析，建立“菌株-代谢产物-风味特征”关联表。

五、注意事项

① 乳酸菌为厌氧菌或微需氧菌，培养时需用厌氧袋或厌氧培养箱保持厌氧环境。

② 糖发酵实验须严格无菌操作，避免杂菌污染干扰结果判断。

③ GC 检测前须确保样品除杂彻底，避免杂质干扰色谱峰分离；标准品与样品须在相同条件下检测。

④ 感官评价应在安静、无干扰环境中进行，避免主观偏差。

六、实验报告

① 记录样品信息、分离菌株数量与形态特征，绘制菌落及细胞形态图。

② 整理生理生化鉴定结果及分子鉴定的序列比对结果，确定各菌株的分类学名称。

③ 列表展示不同菌株的产酸量和主要风味物质含量，附“培养时间-pH”变化曲线和 GC 色谱图。

④ 分析感官评价结果与微生物代谢产物的关联性，讨论不同菌株对食品风味的影响差异。

⑤ 讨论实验中影响结果准确性的因素及改进方案，提出功能菌株开发的应用设想。

七、思考题

① 为什么不同发酵食品中的优势微生物种类存在差异？环境因素（如盐度、温度）如何影响发酵微生物群落组成？

② 分子鉴定与生理生化鉴定结果不一致时，应以哪种方法为准？为什么？

③ 除了有机酸和酯类，发酵食品中还有哪些风味物质与微生物代谢密切相关？

④ 如何从实验结果中筛选出具有应用潜力的优良发酵菌株？需要考虑哪些关键指标？

⑤ 为什么传统发酵风味难以通过单一菌株复现？如何解决？

实验四十六 产纤维素酶菌株的筛选与活性检测

一、目的与要求

① 掌握从环境样品中分离、筛选产纤维素酶菌株的基本原理和操作技术，识别产酶菌株的典型菌落特征。

② 学习利用透明圈法初步评估菌株产酶能力，以及选择培养基在功能微生物筛选中的应用。

③ 掌握纤维素酶活力的定量检测方法（DNS 比色法），能准确测定酶活力并分析不同菌株的产酶差异。

④ 探究培养条件对菌株产酶能力的影响，建立“环境筛选-活性验证-条件优化”的实验逻辑链条。

二、基本原理

纤维素是自然界中最丰富的多糖，需通过纤维素酶的催化才能被微生物利用。环境中（如腐殖土、堆肥、朽木等富含纤维素的生境）广泛存在产纤维素酶的微生物（如木霉、曲霉、芽孢杆菌、梭菌等），其分离与初筛依赖选择培养基和特征性表型观察。在以纤维素为唯一碳源的选择培养基中，只有产纤维素酶的菌株能生长繁殖，从而实现目标菌株的富集。在含纤维素的固体培养基中加入刚果红（一种能与纤维素特异性结合的染料），接种产纤维素酶菌株并培养后，纤维素被菌株分泌的纤维素酶分解为小分子糖，无法与刚果红结合，因此在菌落周围形成透明圈。透明圈直径（d_H）与菌落直径（d_C）的比值（d_H/d_C）可初步反映菌株产酶能力，比值越大，说明菌株产纤维素酶的能力越强。

纤维素酶活力的定量测定通常采用 3,5-二硝基水杨酸（DNS）比色法，纤维素酶分解纤维素产生的还原糖（如葡萄糖）与 DNS 在沸水浴中反应生成棕红色物质，其吸光度在 540nm 处与还原糖浓度成正比，通过标准曲线可计算酶活力（以每毫升酶液每分钟产生的葡萄糖质量表示）。

微生物合成纤维素酶的能力受碳源、温度、pH 等环境因素的影响，通过单因素实验（如改变碳源、温度、pH）或正交实验，可确定各因素的最适组合，揭示环境条件对微生物产酶的调控机制，为高效产酶菌株的应用奠定基础。

三、实验材料与用具

① 样品来源：采集富含纤维素的环境样品，如腐殖土、堆肥、朽木腐殖质、秸秆还田土壤等。

② 培养基：

分离筛选培养基：羧甲基纤维素钠（CMC）培养基（以 CMC 为唯一碳源，用于分离产纤维素酶菌株）、刚果红培养基（含 0.2%刚果红，用于初筛）。

发酵培养基：纤维素粉培养基（含 1%纤维素粉、0.5%蛋白胨等，用于菌株发酵产酶）。

③ 试剂：无菌水、生理盐水、75%乙醇、刚果红溶液（1%）、NaCl 溶液（1mol/L）、DNS 试剂、葡萄糖标准溶液、柠檬酸缓冲液（pH 5.0）等。

④ 仪器及用具：超净工作台、恒温培养箱、摇床、高压蒸汽灭菌锅、分光光度计、恒温水浴锅、离心机、pH 计、移液枪及枪头、培养皿、试管等。

四、实验步骤

1. 样品预处理与产酶菌株分离

① 称取 10g 土壤样品，加到 90mL 无菌水中，振荡 30min，制成 10^{-1} 稀释液，依次梯度稀释至 10^{-6}。

② 取各稀释度菌液 0.1mL，分别涂布于 CMC 培养基平板，每种稀释度设置 3 个平行，30℃倒置培养 4～7d，观察菌落生长情况。

③ 挑取形态各异的单菌落（如产生色素、边缘不规则的菌落），接种至 CMC 固体培养基进行纯化培养，30℃培养 3～5d，通过平板划线分离法继续纯化 3～4 次，获得纯化菌株，斜面保存。

2. 产纤维素酶菌株的初筛

① 取纯化后的菌株，用接种环取单菌落，点种于刚果红培养基平板，每个平板点种 3～5 株，每种菌株设置 3 个平行，30℃培养 5d。

② 培养结束后，向平板中加入 1%刚果红溶液覆盖培养基表面，室温染色 1h，倒去染色液，用 1mol/L NaCl 溶液脱色 20min，其间轻摇平板，直至透明圈清晰，倒去 NaCl 溶液，观察结果。

③ 观察菌落周围是否出现透明圈，测量透明圈直径（d_H）和菌落直径（d_C），计算 d_H/d_C 值，筛选 d_H/d_C 值≥2.0 的菌株作为候选菌株，记录其菌落特征。

3. 高产菌株的复筛

① 挑取初筛得到的候选菌株及对照菌株，分别接种至发酵培养基，30℃、180r/min 摇床培养 72h。取发酵液 8000r/min 离心 10min，上清液即为粗酶液，4℃保存备用。

② 配制浓度为 0、0.1mg/mL、0.2mg/mL、0.4mg/mL、0.6mg/mL、0.8mg/mL、1.0mg/mL 的葡萄糖标准溶液，各取 1mL，分别加入 1mL DNS 试剂，沸水浴 5min，冷却后加蒸馏水定容至 25mL，测 540nm 处吸光度，以葡萄糖浓度为横坐标、吸光度为纵坐标绘制标准曲线。

③ 取粗酶液 0.5mL，加入 1% CMC 溶液 1.5mL（用柠檬酸缓冲液配制，pH 5.0），50℃水浴反应 30min。加入 DNS 试剂 2mL，沸水浴煮沸 5min，冷却后加蒸馏水定容至 25mL，测 540nm 处吸光度（同时设空白对照：0.5mL 灭活粗酶液＋1.5mL 底物溶液，其余步骤相同）。

④ 根据标准曲线计算还原糖浓度，按式（46-1）计算酶活力：

$$\text{酶活力(U/mL)}=(\text{还原糖浓度}\times\text{稀释倍数})/(\text{反应时间}\times\text{酶液体积}) \tag{46-1}$$

⑤ 筛选酶活力最高的 2～3 株菌株进行条件优化实验。

4. 培养条件对菌株产酶能力的影响

① 温度优化：将高产菌株接种至发酵培养基，分别在 25℃、30℃、35℃、40℃条件下 180r/min 摇床培养 72h，测定不同温度下的酶活力，确定最适产酶温度。

② pH 优化：用柠檬酸缓冲液（0.1mol/L）将发酵培养基 pH 分别调至 4.0、5.0、

6.0、7.0，接种高产菌株后在最适温度下培养 72h，测定酶活力，确定最适产酶 pH。

③ 培养时间优化：在最适温度和最适 pH 条件下，分别于培养 24h、48h、72h、96h 时取样，测定酶活力，绘制产酶时间曲线，确定产酶高峰时间。

五、注意事项

① 刚果红染色后须彻底脱色，避免背景颜色干扰透明圈的观察。

② 酶活力测定时须严格控制反应温度、时间和 pH 值，建议每个样品设置 3 个平行，减少实验误差。

③ 配制 CMC 溶液时须加热搅拌至完全溶解，避免未溶解的颗粒影响酶解反应。CMC 培养基灭菌后易凝固，倒平板时须控制温度（50～60℃）。

④ 不同菌株的最适产酶条件存在差异，条件优化时需设置合理梯度范围。

六、实验报告

① 记录样品来源、分离培养基上的菌落形态特征，绘制产酶菌株的菌落及透明圈示意图。

② 整理初筛中各菌株的 d_H/d_C 值，列表比较不同菌株的透明圈差异。

③ 绘制葡萄糖标准曲线，计算各候选菌株的酶活力数据，用柱状图展示酶活力差异，附酶活力测定原始记录。

④ 分析温度、pH 和培养时间对高产菌株酶活力的影响，绘制优化曲线，确定最适培养条件。

⑤ 讨论实验中出现的问题（如透明圈模糊、酶活力测定重复性差等）及改进措施。

七、思考题

① 为什么以纤维素为唯一碳源的培养基能筛选出高产纤维素酶菌株？这种筛选方法的局限性是什么？

② 初筛时 d_H/d_C 值高的菌株一定是高产酶菌株吗？如何解释可能出现的不一致现象？

③ 除了 CMC，还可以选择哪些底物用于纤维素酶活力测定？不同底物对酶活力测定结果有何影响？

④ 环境样品的采集地点与菌株产酶能力是否存在关联？请结合样品来源分析可能的原因。

⑤ 结合本实验结果，谈谈如何提高自然筛选获得的产纤维素酶菌株的实际应用价值。

实验四十七　植物根际促生菌（PGPR）的筛选与促生效果验证

一、目的与要求

① 掌握从植物根际土壤中分离、纯化植物根际促生菌（PGPR）的原理和操作技术，能识别促生菌的典型菌落特征。

② 学习 PGPR 产生长素、溶磷、固氮等功能的检测方法，理解其生理生化特性与促生功能的关联。

③ 掌握植物促生验证实验的设计原则与关键技术，能通过植物生长指标（发芽率、生物量等）评估菌株的促生效果。

④ 理解 PGPR 在绿色农业、微生态调控中的应用价值，培养从实验走向科研、从数据走向应用的综合能力。

二、基本原理

植物根际是指根系周围 1～2mm 的土壤区域，是微生物密度最高、代谢最活跃的生态位之一，植物根系分泌物（如有机酸、糖类、氨基酸）为微生物提供营养，吸引特定菌群（如 PGPR）定殖。植物根际促生菌（plant growth promoting rhizobacteria，PGPR）是一类能促进植物生长的根际微生物，其主要通过以下机制发挥作用：合成植物生长素［如吲哚乙酸（IAA）］，促进根系伸长与分枝；溶解土壤难溶性磷，提高植物对磷的吸收率；固定空气中的氮，补充植物氮营养；抑制病原菌定殖，增强植物抗逆性。

PGPR 的分离筛选基于选择性培养基或特定反应：在选择性培养基中，固氮菌可在无氮培养基（如 Ashby 培养基）上生长；溶磷菌能在含难溶性磷的培养基（如 Pikovskaya 培养基）上形成透明溶磷圈；产 IAA 菌株的发酵液能与 Salkowski 试剂发生显色反应，呈粉红色，通过比色可定量检测 IAA 含量。

PGPR 的促生效果通过盆栽实验验证：以无菌土壤或自然土壤为基质，种植目标植物（如小麦、番茄、黄瓜），接种 PGPR 菌剂到植物根际，对比空白组与接种组植物的发芽率、株高、鲜重/干重、叶绿素含量、叶片氮磷含量等指标，以及根际病原菌数量变化，评估 PGPR 的实际促生和抗病效果。

三、实验材料和用具

① 样品来源与植物材料：

样品来源：健康生长的豆科、禾本科植物根际土壤（距根系 0～5cm 的土壤）。

供试植物：小白菜、豆苗、拟南芥等植物种子，经表面消毒后使用。

② 培养基和基质：

分离培养基：Ashby 培养基（固氮菌筛选）、Pikovskaya 培养基（溶磷菌筛选）、LB 培养基（通用细菌分离）。

功能检测培养基：LB 液体培养基（含 L-色氨酸，用于检测 IAA）。

植物栽培基质：灭菌蛭石与营养土（1∶1）混合基质。

③ 试剂：无菌生理盐水、Salkowski 试剂（0.5mol/L $FeCl_3$ 溶于 35%高氯酸）、IAA 标准品、革兰氏染色液、16S rRNA 基因 PCR 引物、磷酸钙、75%乙醇、无菌水等。

④ 仪器及用具：超净工作台、恒温培养箱、摇床、分光光度计、离心机、PCR 仪、凝胶成像系统、电子天平、尺子、移液器、培养皿、试管、盆栽盆等。

四、实验步骤

1. 根际土壤样品预处理与 PGPR 分离

① 样品采集：取植物根际附着土壤 50g，装入无菌袋，标记植物种类、土壤类型、采样地点及日期。

② 样品稀释：称取 10g 土壤，加入 90mL 无菌生理盐水，振荡 30min，制成 10^{-1} 稀释液，梯度稀释至 10^{-6}。

③ 分离培养：

固氮菌：取 0.1mL 各稀释液涂布于 Ashby 培养基，30℃培养 5～7d，挑取生长良好的菌落。

溶磷菌：取 0.1mL 各稀释液涂布于 Pikovskaya 培养基，30℃培养 7～10d，挑取周围有透明圈的菌落。

纯化培养：将挑取的菌落通过平板划线分离法纯化 3 次，获得纯化菌株，记录菌落形态特征，编号并斜面保存。

2. PGPR 功能指标检测

① IAA 合成能力（Salkowski 法）：将菌株接种至含 L-色氨酸（100μg/mL）的 LB 液体培养基，30℃、180r/min 培养 48h，离心（8000r/min，10min），取上清液 2mL，加入 2mL Salkowski 试剂，暗处反应 30min，使用分光光度计测 530nm 处吸光度。以 IAA 标准溶液（0、10μg/mL、20μg/mL、30μg/mL、40μg/mL、50μg/mL）绘制标准曲线，计算样品中 IAA 含量（μg/mL）。

② 溶磷能力测定：将溶磷菌接种至 Pikovskaya 培养基平板中心，30℃培养 7d，测量菌落直径（d_C）和溶磷圈直径（d_P），计算溶磷圈比（d_P/d_C）。

③ 固氮能力验证：将 Ashby 培养基上的菌株转接至新的 Ashby 培养基，观察生长情况（是否能在无氮条件下持续生长），并记录菌落生长状态、颜色变化等。也可结合乙炔还原法测定固氮酶活力。

3. 菌株鉴定

① 形态观察：记录菌落大小、形状、颜色、边缘等特征，进行革兰氏染色和细胞形态观察。

② 分子生物学鉴定：提取菌株基因组 DNA，用 16S rRNA 基因通用引物（27F/1492R）进行 PCR 扩增，测序后在 NCBI 数据库进行 BLAST 比对，确定菌株种属。

4. 盆栽促生效果验证

① 种子处理：供试种子用 75%乙醇消毒 30s，无菌水冲洗 5 次后，浸泡 6h，催芽至露白（约 12～24h）。

② 菌悬液制备：将筛选的 PGPR 接种至 LB 液体培养基，培养至对数生长期（OD_{600}＝0.8～1.0），离心后用无菌水调整浓度至 10^8CFU/mL。

③ 盆栽实验设置：

对照组：基质＋种子＋等量无菌水；

实验组：基质＋种子＋菌悬液（每盆 10mL）；

每组设置 3 个平行。

放置于温室或人工气候箱中培养（25℃，16h 光照/8h 黑暗），定期浇水，保持基质湿润。

④ 指标测定：培养 21d 后，测定种子发芽率、株高、根长、地上部鲜重/干重、地下部鲜重/干重，计算增长率(增长率＝实验组/对照组×100%－100%)。

五、注意事项

① 根际土壤采样时须紧贴植物根系，避免非根际土壤混入；样品应当天处理或短暂置于 4℃保存（不超过 24h）。

② Salkowski 试剂含高氯酸，操作时应佩戴手套并在通风橱中进行；比色反应须避光，时间控制在 30min 内。

③ 溶磷圈测量应在菌落稳定生长后进行，避免过度扩散影响判断。

④ 盆栽实验应控制光照、水分、温度等变量一致，基质须灭菌，避免非实验因素干扰。

⑤ 所有实验须设置空白对照组，并设置 3 个平行，确保数据的可靠性与可比性。

六、实验报告

① 记录样品来源及分离培养基上的菌落特征，绘制 PGPR 的菌落形态图，并附功能检测（如溶磷圈、IAA 显色）照片。

② 整理功能指标数据：列表展示各菌株的 IAA 产量、溶磷圈比、固氮能力，筛选出综合性能优良的 PGPR 菌株。

③ 记录菌株形态观察和分子生物学鉴定结果，确定菌株的分类学名称，附 PCR 电泳图和序列比对结果。

④ 记录植物生长指标变化（如发芽率等），绘制生长曲线或柱状图，比较处理组与对照组的差异。

⑤ 结合功能检测和盆栽实验结果分析菌株的促生机制，讨论实验中影响促生效果的因素及改进方案。

七、思考题

① 为什么健康植物根际更容易分离到 PGPR？它们与植物之间的关系是怎样的？

② 同一株 PGPR 可能同时具备产 IAA、溶磷、固氮多种功能吗？这些功能之间是否存在协同作用？请举例说明。

③ 如何设计一个更科学的植物促生验证实验？除了生物量指标，还可测定哪些植物生理指标评估促生效果？

④ 结合本实验结果，谈谈 PGPR 在绿色农业（减少化肥使用）中的应用潜力及大规模应用面临的挑战（如田间定殖能力、环境适应性）。

附　　录

附录Ⅰ　染色液的配制

一、吕氏(Loeffler)碱性亚甲蓝染液

A 液：亚甲蓝（methylene blue）	0.6g
95%乙醇	30mL
B 液：KOH	0.01g
蒸馏水	100mL

分别配制 A 液和 B 液，配好后混合即可。

二、齐氏(Ziehl)苯酚品红染色剂

A 液：碱性品红（basic fuchsin）	0.3g
95%乙醇	10mL
B 液：苯酚	5.0g
蒸馏水	95mL

将碱性品红研磨后，逐渐加入 95%乙醇，继续研磨使其溶解，配成 A 液。

将苯酚溶解于水中，配成 B 液。

混合 A 液和 B 液即得。通常可将此混合液稀释 5～10 倍使用，稀释液易变质失效，一次不宜多配。

三、革兰氏(Gram)染色液

1. 草酸铵结晶紫染液

A 液：结晶紫（crystal violet）	2g
95%乙醇	20mL
B 液：草酸铵（ammonium oxalate）	0.8g
蒸馏水	80mL

混合 A、B 二液，静置 48h 后使用。

2. 鲁氏(Lugol)碘液

碘片	1g
碘化钾	2g
蒸馏水	300mL

先将碘化钾溶解在少量水中，再将碘片溶解在碘化钾溶液中，待碘全溶后，加足水分即成。

3. 脱色液

常使用95%乙醇。

4. 番红复染溶液

番红（safranine O）	2.5g
95%乙醇	100mL

按上述配方配制番红乙醇溶液，取20mL与80mL蒸馏水混匀即成。

四、芽孢染色液

1. 孔雀绿溶液

孔雀绿（malachite green）	5g
蒸馏水	100mL

2. 番红溶液

番红	0.5g
蒸馏水	100mL

3. 苯酚品红溶液

碱性品红	11g
无水乙醇	100mL

取品红乙醇溶液10mL与100mL 5%的苯酚溶液混合，过滤备用。

五、荚膜染色液

1. 品红染液

品红	0.5g
蒸馏水	50mL

2. 黑素溶液

黑素	5g
蒸馏水	100mL
福尔马林（40%甲醛）	0.5mL

将黑素溶于蒸馏水，煮沸5min，滤纸过滤2次，补加水到100mL，然后加入福尔马林作防腐剂。

3. 结晶紫溶液

结晶紫	1g
蒸馏水	100mL

六、鞭毛染色液

1. 硝酸银染色液

A液：鞣酸	5g
$FeCl_3$	1.5g
蒸馏水	100mL
福尔马林（15%甲醛）	2mL
1%NaOH溶液	1mL

冰箱内可保存3～7d，延长保存期会产生沉淀，但用滤纸除去沉淀后，仍能使用。

B液：	$AgNO_3$	2g
	蒸馏水	100mL

待$AgNO_3$溶解后，取出10mL备用，向其余的90mL $AgNO_3$溶液中滴入浓NH_4OH，使之成为很浓厚的悬浮液，继续滴加NH_4OH，直到新形成的沉淀又重新溶解为止。将备用的10mL $AgNO_3$溶液慢慢滴入，则出现薄雾，但轻轻摇动后，薄雾状沉淀又消失，再滴入$AgNO_3$溶液，直到摇动后仍呈现轻微而稳定的薄雾状沉淀为止。通常冰箱内保存10d仍可使用。如雾重，则银盐沉淀出，不宜使用。

2. Leifson染色液

A液：	碱性品红	1.2g
	95%乙醇	100mL
B液：	鞣酸	3g
	蒸馏水	100mL
C液：	NaCl	1.5g
	蒸馏水	100mL

临用前将A、B、C液等量混合均匀。三种溶液分别置于室温可保存几周，分别置于冰箱可保存数月。混合液装密封瓶内置于冰箱几周仍可使用。

七、富尔根氏核染色液

1. 席夫氏（Schiff）试剂

将1g碱性品红加到200mL煮沸的蒸馏水中，振荡5min，冷至50℃左右过滤，再加入1mol/L HCl 120mL，摇匀。等冷至25℃，加入$Na_2S_2O_5$（焦亚硫酸钠）3g，摇匀后装在棕色瓶中，用黑纸包好，置于暗处过夜，此时试剂应为淡黄色（如为粉红色则不能用），再加中性活性炭过滤，滤液振荡1min后，再次过滤，将此滤液置于冷暗处备用（注意：过滤需在避光条件下进行）。

整个过程中所用的一切器具都须十分洁净、干燥，以消除还原性物质。

2. Schandium固定液

A液：饱和升汞水溶液

50mL升汞水溶液和95%乙醇25mL混合即得。

B液：冰醋酸

取A液9mL，加B液1mL，混匀后加热至60℃。

3. 亚硫酸水溶液

10%焦亚硫酸钠水溶液5mL，1mol/L HCl 5mL，加蒸馏水100mL混合即得。

八、乳酸苯酚棉蓝染色液

苯酚	10g
乳酸（相对密度1.21）	10mL
甘油	20mL
蒸馏水	10mL
棉蓝（cotton blue）	0.02g

将苯酚加在蒸馏水中加热溶解，然后加入乳酸和甘油，最后加入棉蓝，使其溶解即成。

九、瑞特（Wright）染色液

瑞特染料粉末	830mg 或 1g
甲醇（AR）	500mL 或 600mL

将染料粉末置于干燥的乳钵内研磨成细粉，然后加甲醇溶解研磨，放在玻璃瓶中过夜，过滤即可。

十、亚甲蓝（Ldvositz Weber）染液

在含有 52mL 95%乙醇和 44mL 四氯乙烷的锥形瓶中，慢慢加入 0.6g 氯化亚甲蓝（methylene blue chloride），旋摇锥形瓶，使其溶解。置于 5～10℃下，静置 12～24h，然后加入 4mL 冰醋酸。用质量好的滤纸过滤即可。

十一、吉姆萨（Giemsa）染液

吉姆萨染料	1g
甘油	66mL
甲醇	66mL

将吉姆萨染料研细，然后边加入甘油边继续研磨，最后加入甲醇混匀，于 60℃保温溶解 2h，即得吉姆萨色素原液。临用前将吉姆萨色素原液用 PBS（pH=6）稀释 10 倍，配成工作液（可保存 1 个月）。

十二、考马斯亮蓝 G250 染色液

考马斯亮蓝 G250	100mg
90%乙醇	50mL
85%磷酸溶液	100mL
蒸馏水	适量

称取 100mg 考马斯亮蓝 G250，溶解于 50mL 90%乙醇中。加入 100mL 85%磷酸溶液，搅拌均匀。用蒸馏水定容至 1L，充分混匀。使用滤纸过滤溶液，去除未溶解的颗粒。将过滤后的染色液贮存于棕色瓶中，常温下可保存数月；若不加水，可长期保存，临用前再稀释。

十三、0.2%刚果红染色液

刚果红	0.2g
蒸馏水	100mL

将刚果红溶解于蒸馏水中，即得。

十四、龙胆紫染色液

龙胆紫	0.2g
蒸馏水	100mL

将 0.2g 龙胆紫溶入 100mL 蒸馏水。现常用结晶紫代替龙胆紫，必要时可将医用紫药水

稀释 5 倍后代用。

十五、冯塔纳与曲朋特二氏螺旋体染液

1. 罗吉（Ruge）氏固定液

冰醋酸	1mL
甲醛（40%）	20mL
蒸馏水	100mL

2. 鞣酸媒染剂

鞣酸	5g
苯酚	1g
蒸馏水	100mL

3. 冯塔纳氏银溶液

硝酸银	5g
蒸馏水	100mL

临用前取 20mL 冯塔纳氏银溶液于烧杯中，滴加 10%氨水溶液，边滴加边轻轻晃动烧杯，初始会产生棕色沉淀，继续滴加至棕色沉淀经摇动后恰能完全重新溶解为止。此时溶液如果过于澄清，则再加入冯塔纳氏银溶液数滴，直至溶液摇匀后呈现轻度浑浊。

十六、瑞特-吉姆萨染液

瑞特染料	0.3g
吉姆萨染料	0.03g
甲醇	100mL

将两种染料粉末放入乳钵中，加入少量甲醇，充分研磨使粉末溶解，若未完全溶解，再加入少量甲醇研磨，直至染料完全溶解、甲醇全部用完为止。染液置于棕色磨口瓶中保存，瓶口须盖紧，以免甲醇挥发或氧化成甲酸。新配制的染料偏碱，放置越久染色效果越好。

十七、中性红染液

中性红	0.1g
蒸馏水	100mL

配制后须将染液贮存在棕色瓶里，放在黑暗处。

十八、异染颗粒染色液

A 液：甲苯胺蓝	0.15g
孔雀绿	0.2g
冰醋酸	1mL
95%乙醇	2mL
蒸馏水	100mL

将各染料先溶于乙醇，然后加至水与冰醋酸的混合液中，充分混匀。静置 24h 后过滤备用。

B 液：碘	2g

碘化钾 3g

蒸馏水 300mL

取 3g 碘化钾加少许蒸馏水（约 2mL）充分振摇，待溶解完全，再加入 2g 碘，使其完全溶解后，加蒸馏水至 300mL。

十九、 Bouin 氏固定液

苦味酸饱和水溶液 75mL

福尔马林（40%甲醛） 25mL

冰醋酸 5mL

二十、奥尔特氏荚膜染色法

番红 3g

蒸馏水 100mL

用乳钵研磨溶解。

二十一、柯氏染色法

0.5%番红溶液：番红 0.5g

蒸馏水 100mL

0.5%孔雀绿溶液：孔雀绿 0.5g

蒸馏水 100mL

二十二、油红 O 染色液

油红 O 0.5g

异丙醇 100mL

溶解后过滤备用。

二十三、酸性品红染色液

酸性品红 0.5g

蒸馏水 100mL

搅拌至溶解。

二十四、碱性品红染色液

碱性品红 0.5g

蒸馏水 100mL

加热溶解。

二十五、曙红染色液

曙红 0.5g

蒸馏水 100mL

溶解后即可使用。

二十六、伊红Y染色液

伊红Y	0.5g
蒸馏水	100mL

搅拌至完全溶解。

二十七、甲基橙染色液

甲基橙	0.1g
蒸馏水	100mL

充分搅拌溶解。

二十八、酚红染色液

酚红	0.1g
0.05mol/L氢氧化钠溶液	5.7mL
蒸馏水	94.3mL

先将酚红溶于氢氧化钠溶液，再加入蒸馏水。

二十九、快绿染色液

快绿	0.5g
95%乙醇	100mL

将快绿溶解于乙醇中。

三十、碘-碘化钾染色液

碘	1g
碘化钾	2g
蒸馏水	300mL

先将碘化钾溶于少量蒸馏水中，再加入碘，待碘完全溶解后，加蒸馏水至300mL。

三十一、二甲苯蓝FF染色液

二甲苯蓝FF	0.1g
蒸馏水	100mL

搅拌使二甲苯蓝FF溶解于蒸馏水中。

三十二、荧光素钠染色液

荧光素钠	0.1g
蒸馏水	100mL

将荧光素钠溶解在蒸馏水中，避光保存。

三十三、罗丹明B染色液

罗丹明B	0.5g

95%乙醇	100mL

把罗丹明B溶于乙醇中，摇匀。

三十四、健那绿染色液

健那绿	0.5g
生理盐水	100mL

将健那绿溶解在生理盐水中，现用现配。

三十五、萘酚绿B染色液

萘酚绿B	0.5g
蒸馏水	100mL

将萘酚绿B溶解在蒸馏水中，搅拌均匀即可。

附录Ⅱ 培养基的配制

一、LB（Luria-Bertani）培养基（培养大肠埃希菌等细菌用）

蛋白胨	10g
酵母浸膏	5g
NaCl	10g
蒸馏水	1000mL
pH 值	7.0

121℃灭菌 20min。

二、牛肉膏蛋白胨培养基（培养细菌用）

牛肉膏	3g
蛋白胨	10g
NaCl	5g
琼脂	15～20g
水	1000mL
pH 值	7.0～7.2

121℃灭菌 20min。

三、半固体牛肉膏蛋白胨培养基（培养细菌用）

牛肉膏蛋白胨液体培养基	100mL
琼脂	0.2～0.8g
pH 值	7.6

121℃灭菌 20min。

四、基本培养基

K_2HPO_4	10.5g
KH_2PO_4	4.5g
$(NH_4)_2SO_4$	1g
$Na_3C_6H_5O_7 \cdot 2H_2O$	0.5g
蒸馏水	1000mL

121℃灭菌 20min。

需要时灭菌后加入：

糖（20%）	10mL
维生素 B_1（硫胺素）（1%）	0.5mL
$MgSO_4 \cdot 7H_2O$（20%）	1mL
链霉素（50mg/mL）	4mL，终浓度 200μg/mL

氨基酸（10mg/mL）	4mL，终浓度 40μg/mL
pH 值	自然

五、SOB 培养基（用于细菌培养和分子生物学实验）

胰蛋白胨	2%
酵母浸出粉	0.5%
NaCl	0.05%
KCl	2.5mmol/L
$MgCl_2$	10mmol/L
pH 值	7.0±0.2

① 配制 250mmol/L KCl 溶液。在 90mL 去离子水中溶解 1.86g KCl，定容至 100mL。

② 配制 2mol/L $MgCl_2$ 溶液。在 90mL 去离子水中溶解 19g $MgCl_2$，定容至 100mL，灭菌。

③ 称取胰蛋白胨（JS0688）20g、酵母浸出粉（JS0685）5g、NaCl 0.5g，置于 1L 烧杯中，加入约 800mL 去离子水，充分搅拌溶解。量取 10mL 250mmol/L KCl 溶液，加入烧杯中。滴加 5mol/L NaOH 溶液（约 0.2mL），调节 pH 至 7.0。加入去离子水将培养基定容至 1L。高温高压灭菌后，4℃保存。

④ 使用前加入 5mL 灭过菌的 2mol/L $MgCl_2$ 溶液。

六、SOC 培养基（用于细菌培养和分子生物学实验）

胰蛋白胨	2%
酵母浸出粉	0.5%
NaCl	0.05%
KCl	2.5mmol/L
MgCl2	10mmol/L
葡萄糖	20mmol/L

① 配制 1mol/L 葡萄糖溶液：将 18g 葡萄糖溶于 90mL 去离子水中，充分溶解后定容至 100mL，用 0.22μm 滤膜过滤除菌。

② 向 100mL SOB 培养基中加入除菌的 1mol/L 葡萄糖溶液 2mL，均匀混合后于 4℃保存。

七、NZCYM 培养基（培养大肠埃希菌用）

酵母浸出粉	0.5%
酸水解酪蛋白	0.1%
胰酪蛋白胨	1%
NaCl	0.5%
$MgSO_4 \cdot 7H_2O$	0.2%

八、NZYM 培养基（培养大肠埃希菌用）

除不含酸水解酪蛋白外，其他成分与 NZCYM 培养基相同。

九、NZM 培养基（培养大肠埃希菌用）

除不含酵母浸出粉外，其他成分与 NZYM 培养基相同。

十、2×YT 培养基（培养大肠埃希菌用）

胰蛋白胨	1.6%
酵母浸出粉	1%
NaCl	0.5%

称取胰蛋白胨 16g、酵母浸出粉 10g、NaCl 5g 置于 1L 烧杯中，加入约 800mL 去离子水，充分搅拌溶解。滴加 1mol/L KOH，调节 pH 至 7.0。用去离子水将培养基定容至 1L。高温高压灭菌后，4℃保存。

十一、Φbx Broth 培养基（培养大肠埃希菌噬菌体用）

胰蛋白胨	2%
酵母浸出粉	0.5%
$MgSO_4 \cdot 7H_2O$	0.5%
pH 值	7.5

十二、TB 培养基（又称 terrific 肉汤培养基）

胰蛋白胨	1.2%
酵母浸出粉	2.4%
甘油	0.4%
KH_2PO_4	17mmol/L
K_2HPO_4	72mmol/L

配制磷酸盐缓冲液（0.17mol/L KH_2PO_4，0.72mo/L K_2HPO_4）100mL，灭菌备用。称取胰蛋白胨（JS0688）12g、酵母浸出粉（JS0685）24g，量取甘油 4mL 置于 1L 烧杯中。加入约 800mL 去离子水，充分搅拌溶解后，高温高压灭菌。待溶液冷却至 60℃以下时，加入 100mL 上述无菌磷酸盐缓冲液，混合均匀，4℃保存。

十三、TB/Amp 培养基

TB 培养基配制好后，每升加入 1mL 氨苄西林溶液（100mg/mL），混匀。

十四、伊红美蓝培养基（EMB 培养基）（用于水体中大肠菌群测定和细菌转导）

蛋白胨水琼脂培养基	100mL
20%乳糖溶液	2mL
2%伊红水溶液	2mL
0.5%美蓝水溶液	1mL

将已灭菌的蛋白胨水琼脂培养基（pH＝7.6）加热熔化，冷却至 60℃左右时，再把已灭菌的乳糖溶液、伊红水溶液及美蓝水溶液按上述量以无菌操作加入。摇匀后，立即倒平板。乳糖在高温灭菌时易被破坏，必须严格控制灭菌温度，115℃灭菌 20min。

在细菌转导实验中用半乳糖代替乳糖，其余成分不变。

十五、复红亚硫酸钠培养基（远藤氏培养基）（用于水体中大肠菌群测定）

蛋白胨	10g
乳糖	10g
K_2HPO_4	3.5g
琼脂	20～30g
蒸馏水	1000mL
无水 Na_2SO_3	5g 左右
5%碱性品红乙醇溶液	20mL

先将琼脂加到 900mL 蒸馏水中，加热溶解，再加入 K_2HPO_4 及蛋白胨，使溶解，补足蒸馏水至 1000mL，调 pH 值至 7.2～7.4。加入乳糖，溶解后，115℃灭菌 20min。称取无水 Na_2SO_3 置一无菌空试管中，加入无菌水少许使溶解，在水浴中煮沸 10min 后，立刻滴加于 20mL 5%碱性品红乙醇溶液中，直至深红色褪成淡粉红色。将此 Na_2SO_3 与碱性品红的混合液全部加至上述已灭菌并仍保持熔化状态的培养基中，充分混匀，倒平板，放冰箱备用。贮存时间不宜超过 2 周。

十六、乳糖胆盐发酵培养基（大肠菌群检验）

蛋白胨	20g
乳糖	10g
牛胆盐（或猪胆盐）	5g
溴甲酚紫	0.01g
蒸馏水	1000mL
pH 值	7.4

115℃灭菌 15min。

十七、乳糖蛋白胨培养液（用于水的细菌学检查）

蛋白胨	10g
牛肉膏	3g
乳糖	5g
NaCl	5g
1.6%溴甲酚紫乙醇溶液	1mL
蒸馏水	1000mL

将蛋白胨、牛肉膏、乳糖及 NaCl 加热溶解于 1000mL 蒸馏水中，调 pH 值为 7.2～7.4。加入 1.6%溴甲酚紫乙醇溶液 1mL，充分混匀，分装于有小导管的试管中。115℃灭菌 20min。

十八、LB/Amp/X-gal/IPTG 平板培养基

胰蛋白胨	1%
酵母浸出粉	0.5%

NaCl	1%
氨苄青霉素	0.1mg/mL
异丙基-β-D-硫代半乳糖苷（IPTG）	0.5%
X-gal	0.04mg/mL
琼脂	1.5%

① 称取胰蛋白胨（JS0688）10g、酵母浸出粉（JS0685）5g、NaCl（JS0060）10g，置于1L烧杯中。加去离子水约800mL，充分搅拌溶解。滴加5mol/L NaOH溶液（约0.2mL），调节pH至7.0。用去离子水将培养基定容至1L后，加入15g琼脂。高温高压灭菌。

② 冷却至60℃左右，加入1mL氨苄青霉素（100mg/mL）、1mL IPTG（24mg/mL）、2mL X-gal（20mg/mL）后均匀混合。

十九、庖肉培养基（培养厌氧菌用）

① 取已去肌膜、脂肪的牛肉500g，切成小方块，置于1000mL蒸馏水中，以弱火煮1h，用纱布过滤，挤干肉汁，将肉汁保留备用。将肉渣用绞肉机绞碎，或用刀切成细粒。

② 向保留的肉汁中加入蒸馏水，使总体积为2000mL，加入蛋白胨20g、葡萄糖2g、NaCl5g、绞碎的肉渣，置于烧瓶摇匀，加热使蛋白胨熔化。

③ 取上层溶液测量pH值，并调整pH值到8.0，在烧瓶壁用记号笔标示瓶内液体高度，121℃灭菌15min后补足蒸发的水分，重新调整pH值为8.0，再煮沸10～20min，补足水量后调整pH值为7.4。

二十、丁酸菌培养基（用于厌氧菌培养）

胰蛋白胨	15.0g/L
酵母粉	5.0g/L
葡萄糖	10.0g/L
硫乙醇酸钠	3.0g/L
L-半胱氨酸盐酸盐	0.5g/L
氯化钠	2.5g/L
琼脂	20.0g/L
刃天青	0.001g/L
pH值	7.0±0.2（25℃）

称取本品56.0g，加热煮沸溶解于1000mL蒸馏水中，分装，121℃高压灭菌15～20min，备用。

二十一、TYA培养基（用于厌氧菌培养）

葡萄糖	40g
牛肉膏	2g
酵母浸膏	2g
胰蛋白胨	6g
醋酸铵	3g

KH_2PO_4	0.5g
$MgSO_4 \cdot 7H_2O$	0.2g
$FeSO_4 \cdot 7H_2O$	0.01g
蒸馏水	1000mL
pH 值	6.5

将上述成分（除醋酸铵外）溶解在 1L 蒸馏水或去离子水中。加热煮沸至完全溶解。分装后，在 121℃下高压灭菌 30min。使用前，将醋酸铵加入培养基。

二十二、RCM 培养基 [强化梭菌培养基（用于厌氧菌培养）]

酵母浸膏	5g
牛肉膏	10g
蛋白胨	10g
可溶性淀粉	1g
葡萄糖	5g
半胱氨基酸	0.5g
NaAc	3g
NaCl	5g
琼脂	1g
蒸馏水	1000mL
pH 值	6.8±0.2
刃天青	1mg/L

121℃湿热灭菌 15min。

二十三、中性红培养基（用于厌氧菌培养）

葡萄糖	40g/L
胰蛋白胨	6g/L
酵母浸膏	2g/L
牛肉膏	2g/L
NH_4Ac	3g/L
KH_2PO_4	5g/L
中性红	0.2g/L
$MgSO_4 \cdot 7H_2O$	0.2g/L
$FeSO_4 \cdot 7H_2O$	0.01g/L
水	1000mL
pH 值	6.2

121℃湿热灭菌 30min。

二十四、$CaCO_3$ 明胶麦芽汁培养基（用于厌氧菌培养）

麦芽汁（6 波美度）	1000mL
水	1000mL

$CaCO_3$	10g
明胶	10g
pH 值	6.8

121℃灭菌 30min。

二十五、蛋白胨水培养基（吲哚试验用）

蛋白胨	10g
NaCl	5g
蒸馏水	1000mL
pH 值	7.6

121℃灭菌 20min。

二十六、糖发酵培养基（用于细菌糖发酵试验）

蛋白胨水培养基	1000mL
1.6%溴甲酚紫乙醇溶液	1～2mL
pH 值	7.6

另配 20%糖溶液（葡萄糖、乳糖、蔗糖等）各 10mL。

① 将上述含指示剂的蛋白胨水培养基（pH=7.6）分装于试管中，在每管内放一倒置的小玻璃管（杜氏发酵管），使其充满培养液。

② 将已分装好的蛋白胨水培养基和 20%的各种糖溶液分别灭菌，蛋白胨水培养基 121℃灭菌 20min；糖溶液 115℃灭菌 30min。

③ 灭菌后，每管以无菌操作分别加入 20%的无菌糖溶液 0.5mL（即每 10mL 培养基中加入 0.5mL 20%糖溶液，培养基中糖的终浓度为 1%，混匀备用。

二十七、葡萄糖蛋白胨水培养基（V.P. 及 MR 试验用）

蛋白胨	5g
葡萄糖	5g
K_2HPO_4	2g
蒸馏水	1000mL

将上述各成分溶于 1000mL 水中，调 pH 值为 7.0～7.2，过滤。分装于试管中，每管 10mL。115℃灭菌 30min。

二十八、柠檬酸盐培养基（柠檬酸盐试验用）

$NH_4H_2PO_4$	1g
K_2HPO_4	1g
KCl	5g
$MgSO_4$	0.2g
柠檬酸钠	2g
琼脂	15～20g
蒸馏水	1000mL

1%溴香草酚蓝乙醇溶液	10mL

将上述各成分加热溶解后，调 pH 值为 6.8，然后加入指示剂，摇匀，用脱脂棉过滤。制成后呈黄绿色，分装于试管中，121℃灭菌 20min 后制成斜面。注意配制时控制好 pH 值，不要过碱，以黄绿色为基准。

二十九、醋酸铅培养基（用于硫化氢实验）

蛋白胨	10.0g
牛肉浸粉	3.0g
氯化钠	5.0g
硫代硫酸钠	2.5g
琼脂	12.0g
10%醋酸铅溶液	1mL
水	1000mL
pH 值	7.3±0.1（25℃）

称取醋酸铅培养基各成分，加热溶解于 1000mL 蒸馏水中。分装到锥形瓶中，每瓶 100mL。在 115℃下高压灭菌 15min。冷却至约 50℃时，加入过滤除菌的 10%醋酸铅溶液 1mL，混匀。

三十、淀粉培养基（淀粉水解试验用）

蛋白胨	10g
NaCl	5g
牛肉膏	5g
可溶性淀粉	2g
蒸馏水	1000mL
琼脂	15～20g

121℃灭菌 20min。

注：溶解淀粉时可参照高氏 1 号培养基的配制方法。

三十一、硝酸盐培养基（硝酸盐还原试验用）

蛋白胨	5g
牛肉膏	3g
硝酸钾	1g
琼脂	3g
蒸馏水	1000mL
pH	7.0

将上述成分加热溶解，校正 pH 值，121℃高压灭菌 15min。

三十二、尿素琼脂培养基

尿素	20g
NaCl	5g

K_2HPO_4	2g
蛋白胨	1g
酚红	0.012g
琼脂	15g
pH	6.8～7.0

在100mL蒸馏水或去离子水中，加入除琼脂外的上述所有成分，混合均匀后过滤除菌。将琼脂加入900mL蒸馏水中加热煮沸，121℃灭菌15min。冷却至50℃后将二者混匀，分装于灭菌的试管或培养皿中。

三十三、血琼脂培养基（培养细菌用）

pH=7.6的牛肉膏蛋白胨琼脂培养基	100mL
脱纤维羊血（或兔血）	10mL

将牛肉膏蛋白胨琼脂培养基加热熔化，冷却至50℃时，加入无菌脱纤维羊血（或兔血），摇匀后倒平板或制成斜面。37℃过夜检查，无菌生长即可使用。

三十四、石蕊牛奶培养基（培养细菌用）

奶粉	100g
石蕊	0.075g
水	1000mL
pH值	6.8

121℃灭菌15min。

三十五、水解酪蛋白琼脂培养基（M-H）（用于抗生素敏感试验）

琼脂	17g
牛肉浸出粉	3g
可溶性淀粉	1.5g
酸水解酪蛋白（酶解酪素）	17.5g

称取各成分，加入蒸馏水或去离子水1000mL，搅拌加热煮沸至完全溶解，用1mol/L NaOH溶液调节培养基pH值至7.4。分装于锥形瓶中，置于121℃下高压灭菌20min后备用。

三十六、加倍肉汤培养基（用于细菌转导）

牛肉膏	6g/L
蛋白胨	20g/L
NaCl	10g/L
pH	7.4～7.6

三十七、半固体素琼脂培养基（用于细菌转导）

琼脂	1g
水	100mL

121℃湿热灭菌 30min。

三十八、细菌基本培养基（用于筛选营养缺陷型菌株）

$Na_2HPO_4 \cdot 7H_2O$	1g/L
$MgSO_4 \cdot 7H_2O$	0.2g/L
葡萄糖	5g/L
NaCl	5g/L
K_2HPO_4	1g/L
pH 值	7.0

115℃湿热灭菌 30min。

三十九、马铃薯葡萄糖琼脂培养基（PDA）（培养真菌用）

马铃薯	200g
蔗糖（或葡萄糖）	20g
琼脂	15～20g
水	1000mL
pH 值	自然

马铃薯去皮，切成块煮 30min，纱布过滤，向滤液中加入糖及琼脂，熔化后补足水至 1000mL。121℃灭菌 30min（若加入葡萄糖则在 115℃灭菌 30min）。

四十、马铃薯液体培养基（PDB）（培养真菌用）

马铃薯	200g
葡萄糖	20g
ddH_2O	1000mL
pH 值	自然

将马铃薯去皮、称量，切成块煮沸后过滤，取滤液，加入葡萄糖和琼脂，搅拌均匀。用双蒸水将混合液定容至 1000mL。121℃灭菌 15～30min。

四十一、麦芽汁琼脂培养基（培养真菌用）

① 取大麦或小麦若干，用水洗净，浸水 6～12h，置于 15℃阴暗处发芽，表面覆盖纱布保湿，每日早、中、晚淋水一次，待麦根伸长至麦粒的两倍，即停止发芽，摊开晒干或烘干，贮存备用。

② 将干麦芽磨碎，以一份麦芽加四份水的比例混合，在 65℃水浴锅中糖化 3～4h，糖化程度可用碘滴定判断。

③ 将糖化液用 4～6 层纱布过滤，滤液如浑浊不清，可用鸡蛋清澄清，方法是取一个鸡蛋的蛋清，加水约 20mL，调匀至产生泡沫为止，然后倒在糖化液中搅拌煮沸后再过滤。

④ 将滤液稀释到 5～6 波美度，pH 值约 6.4，加入 2%琼脂即成。121℃灭菌 20min。

四十二、豆芽汁蔗糖（或葡萄糖）培养基（适用于霉菌、酵母菌培养）

黄豆芽	100g

蔗糖（或葡萄糖） 50g
水 1000mL
pH 值 自然

称新鲜豆芽 100g，放入烧杯，加水 1000mL，煮沸 30min，用纱布过滤，取滤液。用水补足原量，再加入蔗糖（或葡萄糖）50g，煮沸溶解。121℃灭菌 20min 或 115℃灭菌 30min。

四十三、玉米粉培养基（培养霉菌、酵母菌、担子菌）

玉米粉 65g
自来水 1000mL

混匀，煮 10min 成糊状，pH 值自然，121℃湿热灭菌 30min。

四十四、玉米粉综合培养基

玉米粉 5g
KH_2PO_4 0.3g
酵母浸膏 0.3g
葡萄糖 1g
$MgSO_4 \cdot 7H_2O$ 0.15g
水 1000mL

121℃灭菌 30min。

四十五、玉米粉蔗糖培养基

玉米粉 60g
KH_2PO_4 3g
维生素 B_1 100mg
蔗糖 10g
$MgSO_4 \cdot 7H_2O$ 1.5g
水 1000mL

121℃灭菌 30min，维生素 B_1 单独灭菌 15min 后另加。

四十六、酵母膏麦芽汁琼脂（培养酵母菌用）

麦芽粉 3g
酵母浸膏 0.1g
水 1000mL

121℃灭菌 30min。

四十七、YEPD 培养基（用于酵母原生质体融合）

酵母粉 10g
蛋白胨 20g
葡萄糖 20g

水	1000mL
pH 值	6.0

115℃湿热灭菌 20min。

四十八、YEPD 高渗培养基（用于酵母原生质体融合）

酵母粉	10g
蛋白胨	20g
葡萄糖	20g
NaCl	35.1g
琼脂	30g
水	1000mL
pH 值	5.5～6.0

115℃湿热灭菌 20min。

四十九、孟加拉红培养基（培养真菌用）

蛋白胨	5.0g/L
葡萄糖	10.0g/L
磷酸二氢钾	1.0g/L
硫酸镁（无水）	0.5g/L
琼脂	20.0g/L
1/3000 孟加拉红溶液	100mL
氯霉素	0.1g/L

称取蛋白胨、葡萄糖、磷酸二氢钾、硫酸镁、琼脂，加到蒸馏水中，溶解后加入孟加拉红溶液，混合均匀，分装至锥形瓶中，121℃灭菌 20min。倾注平板前，培养基中加入用少量乙醇溶解的氯霉素。

五十、WL 培养基（培养酵母菌和细菌用）

WL 营养琼脂	78.25g
蒸馏水	1000mL

121℃下高压灭菌 15min。

五十一、马丁氏（Martin）琼脂培养基（分离真菌用）

葡萄糖	10g
蛋白胨	5g
KH_2PO_4	1g
$MgSO_4 \cdot 7H_2O$	0.5g
1/3000 孟加拉红溶液	100mL
琼脂	15～20g
pH 值	自然
蒸馏水	800mL

115℃灭菌 30min。

临用前加入 0.03%链霉稀释液 100mL，使每毫升培养基中含链霉素 30μg。

五十二、BCG 牛乳培养基（用于乳酸发酵）

A 液：脱脂乳粉 100g，水 500mL，加入 1.6%溴甲酚绿（B.C.G）乙醇溶液 1mL，80℃灭菌 20min。

B 液：酵母膏 10g，水 500mL，琼脂 20g，pH 6.8，121℃灭菌 20min。

以无菌操作趁热将 A、B 溶液混合均匀后倒平板。

五十三、乳酸菌培养基（用于乳酸发酵）

牛肉膏	5g/L
酵母浸膏	5g/L
蛋白胨	10g/L
葡萄糖	10g/L
乳糖	5g/L
NaCl	5g/L
pH 值	6.8

121℃湿热灭菌 20min。

五十四、乙醇发酵培养基（用于乙醇发酵）

蔗糖	100g/L
$MgSO_4 \cdot 7H_2O$	5g/L
NH_4NO_3	5g/L
20%豆芽汁	20mL
KH_2PO_4	5g/L
pH 值	自然

五十五、柠檬酸发酵培养基（用于柠檬酸发酵）

柠檬酸钠	2g
磷酸氢二钾（K_2HPO_4）	1g
磷酸二氢铵（$NH_4H_2PO_4$）	1g
氯化钠（NaCl）	5g
硫酸镁（$MgSO_4$）	2g
琼脂	15～20g
1%溴麝香草酚蓝（酒精溶液）或 0.04%苯酚红	10mL
水	1000mL
pH 值	8

121℃灭菌 20min。

五十六、YNB 基本培养基（用于酵母菌原生质体融合）

葡萄糖	10g

$(NH_4)_2SO_4$	1g
K_2HPO_4	0.125g
KH_2PO_4	0.875g
KI	0.0001g
$MgSO_4 \cdot 7H_2O$	0.5g
$CaCl_2 \cdot 2H_2O$	0.1g
NaCl	0.1g
微量元素母液	1mL
维生素母液	1mL（母液均按常规配制）
水	998mL
pH 值	5.8～6.0

五十七、YNB 高渗基本培养基（用于酵母菌原生质体融合）

在 YNB 基本培养基中加入 NaCl（终浓度为 0.6mol/L），即得。

五十八、酪素培养基（用于产蛋白酶菌株筛选）

A 液：称取 $Na_2HPO_4 \cdot 7H_2O$ 1.07g、干酪素 4g，加适量蒸馏水，并加热溶解。

B 液：称取 KH_2PO_4 0.36g，加水溶解。

酪素水解液：1g 酪蛋白溶于碱性缓冲液中，加入 1%枯草杆菌蛋白酶 25mL，加水至 100mL，30℃水解 1h。

A、B 液混合后，加入酪素水解液 0.3mL，加琼脂 20g，最后用蒸馏水定容至 1000mL。

五十九、豆饼斜面培养基（用于产蛋白酶霉菌菌株筛选）

豆饼粉	100g
KH_2PO_4	1g
$MgSO_4$	0.5g
$(NH_4)_2SO_4$	0.5g
可溶性淀粉	20g
琼脂	2%～2.5%
水	1000mL
pH 值	6.0

取豆饼粉 100g，加入蒸馏水 800mL，边加热边搅拌，煮沸 30min，随后用纱布过滤，收集滤液，再加入其他成分，补水至 1000mL，即得。

六十、高氏（Gause） 1 号培养基（培养放线菌用）

可溶性淀粉	20g
KNO_3	1g
NaCl	0.5g
K_2HPO_4	0.5g
$MgSO_4$	0.5g

$FeSO_4$	0.01g
琼脂	20g
水	1000mL
pH 值	7.2～7.4

配制时，先用少量冷水将淀粉调成糊状，倒入煮沸的水中，在火上加热，边搅拌边加入其他成分，全部溶解熔化后，补足水分至1000mL。121℃灭菌20min。

六十一、察氏（Czapek）培养基（培养霉菌用）

$NaNO_3$	2g
K_2HPO_4	1g
KCl	0.05g
$MgSO_4$	0.05g
$FeSO_4$	0.01g
蔗糖	30g
琼脂	15～20g
水	1000mL
pH 值	自然

121℃灭菌20min。

六十二、油脂培养基

蛋白胨	10g
牛肉膏	5g
NaCl	5g
香油或花生油	10g
1.6%中性红水溶液	1mL
琼脂	15～20g
蒸馏水	1000mL
pH 值	7.2

121℃灭菌20min。

注：①不能使用变质油。②油、琼脂及水先加热。③调好pH值后，再加入中性红。④分装时，不断搅拌，使油均匀分布于培养基中。

六十三、合成培养基（培养细菌用）

$(NH_4)_3PO_4$	1g
KCl	0.2g
$MgSO_4 \cdot 7H_2O$	0.2g
豆芽汁	10mL
琼脂	20g
蒸馏水	1000mL
pH 值	7.0

配制后向培养基中加入 12mL 0.04%溴甲酚紫溶液（pH 值范围为 5.2～6.8，颜色由黄变紫，作指示剂）。121℃灭菌 20min。

六十四、明胶培养基（明胶液化试验用）

牛肉膏蛋白胨	100mL
明胶	12～18g
pH 值	7.2～7.4

在水浴锅中将上述成分熔化，过程中不断搅拌。熔化后调 pH 值为 7.2～7.4。121℃灭菌 30min。

六十五、麦式（Meclary）琼脂培养基（培养酵母菌用）

葡萄糖	1g
KCl	1.8g
酵母浸膏	2.5g
醋酸钠	8.2g
琼脂	15g
蒸馏水	1000mL

115℃灭菌 20min。

六十六、棉籽壳培养基（培养多种食用菌）

棉籽壳	98%
石灰粉	1%
葡萄糖（或蔗糖）	1%
水	65%～70%

六十七、无氮基础培养基（用于富集和分离自生固氮菌）

甘露醇	10g
KH_2PO_4	0.2g
$MgSO_4 \cdot 7H_2O$	0.2g
NaCl	0.2g
$CaSO_4 \cdot 2H_2O$	0.1g
$CaCO_3$	5g
琼脂	20g
水	1000mL

将上述成分混合后，用蒸馏水定容至 1000mL，然后在 121℃下灭菌 30min。

六十八、无氮培养基（用于分离自生固氮菌）

甘露醇	10g
KH_2PO_4	0.2g
$MgSO_4 \cdot 7H_2O$	0.2g

NaCl	0.2g
$CaSO_4 \cdot 2H_2O$	0.1g
$CaCO_3$	5g
蒸馏水	1000mL
pH 值	7.0～7.2

注：须按配方顺序溶解成分，避免沉淀。115℃灭菌 30min。

六十九、MRS 培养基（用于乳酸菌分离培养和计数）

牛肉粉	5.0g
胰蛋白胨	10.0g
葡萄糖	20.0g
酵母粉	4.0g
吐温 80	1.0mL
K_2HPO_4	2.0g
CH_3COONa	5.0g
$C_6H_5O_7(NH_4)_3$	2.0g
$MgSO_4$	0.2g
$MnSO_4$	0.05g
琼脂粉	15.0g
蒸馏水	1000mL
pH 值	7.0～7.2

将琼脂粉加入约 1000mL 蒸馏水中，加热溶解，加入上述其他成分，校正 pH 值，分装后 121℃高压灭菌 15min。

七十、MC 培养基（用于食品中乳酸菌总数的测定）

大豆蛋白胨	5.0g
牛肉粉	5.0g
酵母粉	5.0g
葡萄糖	20.0g
乳糖	20.0g
碳酸钙	10.0g
琼脂	15.0g
蒸馏水	1000mL
中性红	0.05g
pH 值	6.0±0.2

将琼脂粉加入约 1000mL 蒸馏水中，加热溶解，加入上述其他成分（除中性红），校正 pH 值至 6.0±0.2，加入中性红。分装后 121℃高压灭菌 15～20min。

七十一、根瘤菌培养基（培养根瘤菌用）

葡萄糖	10g

磷酸氢二钾	0.05g
碳酸钙	3g
硫酸镁	0.02g
酵母粉	0.04g
琼脂	20g
水	1000mL
1%结晶紫溶液	1mL

先将琼脂加到水中，煮沸溶解，再分别加入其他组分，搅拌溶解后，分装，灭菌，备用。

七十二、酚红半固体柱状培养基（用于检查氧气与细菌生长的关系）

蛋白胨	1g/L
葡萄糖	10g/L
玉米浆	10g/L
琼脂	7g/L
pH 值	7.2

调好 pH 后，加入 1.6%酚红溶液数滴至培养基为深红色，再分装于大试管中，装量约为试管高度的 1/2，115℃灭菌 20min。细菌在此培养基中利用葡萄糖生长产酸，使酚红从红色变成黄色，在不同部位生长的细菌，可使培养基的相应部位颜色改变。注意培养时间不要太长，否则酸扩散导致不能正确判断结果。可通过改变琼脂用量配制为固体或半固体培养基。

附录Ⅲ　试剂和溶液的配制

一、抗生素

用途：筛选转化子或抑制杂菌生长。

1. 氨苄青霉素（Amp，100mg/mL）

1g 氨苄青霉素钠加入适量超纯水充分溶解，再补加超纯水定容至 10mL，经 0.22μm 过滤除菌。

2. 卡那霉素（Kan，50mg/mL）

0.5g 卡那霉素加入适量超纯水充分溶解，再补加超纯水定容至 10mL，经 0.22μm 过滤除菌。

3. 氯霉素（Cm，50mg/mL）

0.5g 氯霉素加入适量无水乙醇充分溶解，再补加无水乙醇定容至 10mL，经 0.22μm 过滤除菌。

4. 四环素（Tet，5mg/mL）

50mg 四环素加入适量无水乙醇充分溶解，再补加无水乙醇定容至 10mL，经 0.22μm 过滤除菌，分装后用铝箔包裹装液管以防溶液见光。

5. 链霉素（100mg/mL）

将 1g 链霉素溶解于适量超纯水中，用超纯水定容至 10mL，配制成 100mg/mL 的溶液，然后经 0.22μm 过滤除菌。

6. 红霉素（50mg/mL）

一般是将 0.5g 红霉素加入适量无水乙醇充分溶解，再用无水乙醇定容至 10mL，配制成 50mg/mL 的溶液，经 0.22μm 过滤除菌。

7. 壮观霉素（50mg/mL）

将 0.5g 壮观霉素溶解于适量超纯水中，用超纯水定容至 10mL，配制成 50mg/mL 的溶液，经 0.22μm 过滤除菌。

8. 羧苄青霉素（100mg/mL）

称取 1g 羧苄青霉素粉末，加入适量超纯水充分溶解，然后用超纯水定容至 10mL，配制成 100mg/mL 的溶液，经 0.22μm 滤膜过滤除菌。

9. 万古霉素（50mg/mL）

称取 0.5g 万古霉素，加入适量超纯水溶解，用超纯水定容至 10mL，得到 50mg/mL 的溶液，经 0.22μm 过滤除菌。如需长期保存，可分装后于－20℃存放。

10. 庆大霉素（50mg/mL）

称取 0.5g 庆大霉素，加入适量超纯水充分溶解，然后用超纯水定容至 10mL，配制成 50mg/mL 的溶液。

11. 甲氧西林（100mg/mL）

称取 1g 甲氧西林，加入适量超纯水充分溶解，定容至 10mL，得到 100mg/mL 的溶液，分装成小份，于－20℃保存。

二、其他常用试剂

1. 3%酸性乙醇溶液

浓盐酸	3mL
95%乙醇	97mL

2. 中性红指示剂

中性红	0.04g
95%乙醇	28mL
蒸馏水	72mL

中性红的 pH 变色范围为 6.8～8，颜色由红变黄，常用浓度为 0.04%。

3. 淀粉水解试验用碘液（鲁氏碘液）

碘片	1g
碘化钾	2g
蒸馏水	300mL

先将碘化钾溶解在少量水中，再将碘片溶解在碘化钾溶液中，待碘全溶后，加足量水即可。

4. 溴甲酚紫指示剂

溴甲酚紫	0.04g
0.01mol/L NaOH	7.4mL
蒸馏水	92.6mL

溴甲酚紫的 pH 变色范围为 5.2～6.8，颜色由黄变紫，常用浓度为 0.04%。

5. 溴麝香草酚蓝指示剂

溴麝香草酚蓝	0.04g
0.01mol/L NaOH	6.4mL
蒸馏水	93.6mL

溴麝香草酚蓝的 pH 变色范围为 6.0～7.6，颜色由黄变蓝，常用浓度为 0.04%。

6. 甲基红试剂

甲基红（methyl red）	0.04g
95%乙醇	60mL
蒸馏水	40mL

先将甲基红溶于 95%乙醇中然后加入蒸馏水即可。

7. V.P. 试剂

（1）5%α-萘酚无水乙醇溶液

α-萘酚	5g
无水乙醇	100mL

（2）40%KOH 溶液

KOH	40g
蒸馏水	100mL

8. 吲哚试剂

对二甲基氨基苯甲酸	2g

95%乙醇 190mL
浓盐酸 40mL

9. 格里斯氏 (Griess)试剂

A液：对氨基苯磺酸 0.5g
10%稀盐酸 150mL
B液：α-萘胺 0.1g
蒸馏水 20mL
10%稀盐酸 150mL

10. 二苯胺试剂

二苯胺 0.5g 溶于 100mL 浓硫酸中，用 20mL 蒸馏水稀释。

11. 阿氏 (Alsever)血液保存液

柠檬酸三钠·$2H_2O$ 8g
柠檬酸 0.5g
无水葡萄糖 18.7g
NaCl 4.2g
蒸馏水 1000mL

将各成分溶于蒸馏水后，用滤纸过滤，分装，115℃灭菌 20min，冰箱保存备用。

12. 肝素溶液

用生理盐水将肝素分别稀释成 25 单位/mL 和 200 单位/mL，配好后，115℃高压灭菌 10min，置于 4℃下备用，大约 12.5 单位肝素可抗凝 1mL 全血。

13. pH= 8.5，离子强度 0.075mol/L 的巴比妥缓冲液

巴比妥 2.76g
巴比妥钠 15.45g
蒸馏水 1000mL

14. 1%离子琼脂

琼脂粉 1g
巴比妥缓冲液 50mL
蒸馏水 50mL
1%柳硫汞 1滴

将琼脂粉 1g 先加至 50mL 蒸馏水中，于沸水浴中加热溶解，然后加入 50mL 巴比妥缓冲液，再滴加一滴 1%硫柳汞溶液防腐，分装于试管内，放冰箱中备用。

15. 硝酸盐还原试剂

A 液：称取对氨基苯磺酸 0.8g，溶于 5mol/L 醋酸溶液 100mL 中，置于棕色瓶内，于 4℃保存。

B 液：称取 α-萘胺 0.5g，溶于 5mol/L 醋酸溶液 100mL 中，置于棕色瓶内，于 4℃保存。

使用时，需将 A 液和 B 液等体积混合后加到待检测样品中。

16. 刃天青指示剂

称取 0.1g 刃天青，溶于 100mL 蒸馏水中，搅拌均匀直至完全溶解。必要时可加热助溶，但须冷却后使用。

17. 酚红指示剂

酚红	0.1g
0.05mol/L 氢氧化钠溶液	5.7mL
蒸馏水	100mL

此时得到的酚红指示剂浓度为 0.1%，pH 变色范围为 6.8（黄）～8.4（红）。

18. 斐林试剂

A 液：称取 10g 氢氧化钠，溶解于 100mL 蒸馏水中，配制成质量浓度为 0.1g/mL 的氢氧化钠溶液。

B 液：称取 5g 硫酸铜，溶解于 100mL 蒸馏水中，配制成质量浓度为 0.05g/mL 的硫酸铜溶液。

使用时，将 A 液和 B 液等体积混合后立即使用。

19. 欧立希试剂（靛基质试剂）

正戊醇	150mL
浓盐酸	50mL
对二甲基氨基苯甲醛	10g

将对二甲基氨基苯甲醛加到正戊醇中，使其溶解。将浓盐酸逐滴慢慢加入，边加边摇，不能加得太快，以致温度升高，溶液颜色变深。

20. 质粒制备、转化和染色体 DNA 提取溶液的配制

(1) 1mol/L Tris-HCl

Tris 碱	12.11g
水	100mL

用浓盐酸调节 pH 至 8.0，高压灭菌 10min，冷却后 4℃保存。

(2) 0.5mol/L EDTA

EDTA	9.305g
水	50mL

用 NaOH 固体调节 pH 至 8.0，高压灭菌 10min，冷却后 4℃保存。

(3) 10% SDS

10g SDS 溶于 100mL 灭菌双蒸水中，68℃助溶，用浓盐酸调节 pH 至 7.2。

(4) 溶液Ⅰ

20%葡萄糖溶液	45mL
1mol/L Tris-HCl	25mL
EDTA	20mL
dH_2O	910mL

混合装瓶，高压灭菌 10min，冷却后 4℃保存。

(5) 溶液Ⅱ（1% SDS 现配现用）

0.4mol/L NaOH	10mL
10% SDS	10mL

定容至 100mL，充分混匀，室温保存。

(6) 溶液Ⅲ（3mol/L NaAc 溶液）

$NaAc \cdot 3H_2O$	20.405g

水 50mL

用冰醋酸调节 pH 至 5.2，高压灭菌 10min，冷却后 4℃保存。

(7) 1×TE 缓冲液

1mol/L Tris-HCl（pH=8.0） 500μL

0.5mol/L EDTA（pH=8.0） 100μL

加水定容至 50mL，121℃灭菌 15min，4℃贮存。

(8) TAE 电泳缓冲液

Tris 碱 242g

冰醋酸 57.1mL

0.5mol/L EDTA（pH=8.0） 100mL

加水定容至 1L，室温保存备用，使用时用双蒸馏水稀释 50 倍。

(9) 1mg/mL 溴化乙锭

溴化乙锭 100mg

双蒸水 100mL

溴化乙锭是强锈变剂，配制时要戴手套，一般由教师配好，盛于棕色瓶中，避光贮存 4℃。

(10) 5mol/L NaCl

在 800mL 水中溶解 292.2gNaCl，加水定容到 1L，分装后高压灭菌。

(11) CTAB/NaCl

溶解 4.1gNaCl 于 80mL 水中，缓慢加入 10g CTAB，同时加热搅拌，如果需要，可加热到 65℃使其溶解，最终定容至 100mL。

(12) 蛋白酶 K（20mg/mL）

将蛋白酶 K 溶于无菌双蒸水或 5mmol/L EDTA、0.5%SDS 缓冲液中。

(13) 1mol/L $CaCl_2$

在 200mL 双蒸水中溶解 54g$CaCl_2 \cdot 6H_2O$，用 0.22μm 滤膜过滤除菌，分装成 10mL 小份，贮存于−20℃。

制备感受态时，取一小份解冻，并用双蒸水稀释至 100mL，用 45μm 的滤膜除菌，然后骤降至 0℃。

(14) 酚-氯仿-异戊醇混合液

按体积比酚：氯仿：异戊醇=25：24：1 混合。酚须用 Tris-HCl 饱和处理，以去除酚中的杂质。

(15) STE 缓冲液

将 0.1mol/L NaCl、10mmol/L Tris-HCl（pH 8.0）、1mmol/L EDTA（pH 8.0）溶解于水中，用盐酸调节 pH 至 8.0，高压灭菌。用于洗涤细胞或溶解 DNA。

(16) Loading Buffer（6×）

将 0.25%溴酚蓝、0.25%二甲苯青 FF、30%甘油溶解于适量水中，定容后于 4℃保存。

(17) Proteinase K 缓冲液

将 50mmol/L Tris-HCl（pH 7.5）、10mmol/L $CaCl_2$ 溶解于水中，用盐酸调节 pH 至 7.5，高压灭菌。

21. pH 7.2 Tris-NH_4Cl溶液（红细胞崩解液）

Tris 10.3g

NH_4Cl 3.735g

称取Tris、NH_4Cl，加少量双蒸水溶解，加双蒸水至500mL，用浓HCl调节pH值至7.2，115℃高压灭菌15min后，置于4℃保存。

22. 0.05mol/L pH 8.6巴比妥缓冲液

巴比妥 1.84g

巴比妥钠 10.3g

叠氮钠 0.2g

称取巴比妥、巴比妥钠，加蒸馏水200mL，加热溶解。随后加入叠氮钠，加蒸馏水溶解，并补加蒸馏水到1000mL。

23. pH 7.4洗涤液-0.25% BSA（样品稀释液）

称取BSA 2.5g，加到pH 7.4洗涤液1000mL中，溶解，即为实验样品稀释液。

24. pH6.4 1/15mol/L磷酸盐缓冲液（PBS）

A液：1/15mol/L磷酸二氢钾溶液

KH_2PO_4 9.04g

蒸馏水 1000mL

B液：1/15mol/L磷酸氢二钠溶液

$Na_2HPO_4 \cdot 2H_2O$ 11.87g

（或$Na_2HPO_4 \cdot 12H_2O$ 23.86g）

蒸馏水 1000mL

取A液73mL、B液27mL，混匀，加入NaCl 0.5g混匀溶解即可。

25. pH 7.4 0.01mol/L磷酸盐缓冲液（PBS）

A液：0.2mol/L Na_2HPO_4溶液

$Na_2HPO \cdot 12H_2O$ 71.6g

蒸馏水 1000mL

B液：0.2mol/L NaH_2PO_4溶液

$NaH_2PO_4 \cdot 2H_2O$ 35.6g

蒸馏水 1000mL

取0.2mol/L Na_2HPO_4 81.0mL加入0.2mol/LNaH_2PO_4 19mL，再加入1900mL H_2O和17g NaCl，混匀溶解，即得。

26. pH 7.4 0.01mol/L PBS-Tween 20（ELISA实验洗涤液）

pH 7.4 0.01mol/L PBS 1000mL

Tween 20 1mL

27. pH 9.6 0.05mol/L碳酸盐缓冲液（ELISA实验包被用）

Na_2CO_3 1.59g

$NaHCO_3$ 2.93g

蒸馏水 1000mL

28. Hanks溶液

以下化学药品均要求化学纯

（1）母液甲

A液：NaCl	160g
KCl	4g
$MgCl_2 \cdot 6H_2O$	2g
$MgSO_4 \cdot 7H_2O$	2g
蒸馏水	800mL
B液：$CaCl_2$	2.8g
双蒸水	100mL

将A液和B液混合，加蒸馏水到1000mL，加氯仿2mL，4℃保存。

（2）母液乙

$NaHPO_4 \cdot 12H_2O$	3.04g
KH_2PO_4	1.2g
葡萄糖	20g
0.4%酚红溶液	100mL

加双蒸水至1000mL，加氯仿2mL，4℃下保存，或115℃高压灭菌10min。

（3）使用液

取甲乙母液各100mL混合，加双蒸水1800mL，分装，115℃灭菌10min，4℃下保存备用。

29. 氧化还原调节溶液

（1）巯基乙醇溶液

通常将巯基乙醇原液稀释成所需浓度。例如，配制0.5%巯基乙醇溶液：取0.5mL巯基乙醇原液，用蒸馏水定容至100mL。由于巯基乙醇有刺激性气味且有毒，配制时须在通风良好的环境中进行，并注意做好防护措施。

（2）二硫苏糖醇（DTT）溶液

称取适量DTT，溶解于缓冲液或蒸馏水中。例如，配制5mmol/L DTT溶液：称取0.077g DTT，溶解于100mL Tris-HCl缓冲液（pH 8.0）中。DTT溶液应现用现配，因为其在空气中易被氧化。

30. 甘油保存液

通常使用终浓度为15%～50%的甘油水溶液。例如，配制50%甘油保存液：取等体积的分析纯甘油和蒸馏水，混合均匀后，高压蒸汽灭菌（121℃，15～20min）备用。

31. 二甲基亚砜（DMSO）保存液

一般DMSO的终浓度为5%～10%。例如，配制10% DMSO保存液：称取10g DMSO，溶解于90mL培养基或缓冲液中，搅拌均匀，过滤除菌备用。

32. ELISA底物溶液

在pH 5.0磷酸盐-柠檬酸盐缓冲液中加入邻苯二胺（终浓度为1mg/mL），其后在此溶液中再加入H_2O_2（1mL缓冲液加入30% H_2O_2 1μL），混合即可。临用前配制，避光保存。

33. 2mol/L硫酸终止液

取1mL 36mol/L浓H_2SO_4，缓缓加到18mL蒸馏水中，即得2mol/L硫酸终止液，用于ELISA实验终止反应。

34. IPTG

称取 1.2g IPTG 加入适量超纯水充分溶解，再补加超纯水定容至 50mL，经 0.22μm 滤膜过滤除菌。

35. X-gal

称取 1g X-gal 加入 40mL DMF，溶解混匀后，再补加 DMF 定容至 50mL，分装后置于－20℃避光保存。

36. 其他细胞悬液的配制

（1）1%鸡红细胞悬液

取鸡翼下静脉血，注入含无菌阿氏血液保存液的玻璃瓶，使鸡血与阿氏血液保存液的比例为 1∶5，置于冰箱中保存 2～4 周，临用前取适量鸡血，用无菌生理盐水洗涤三次，最后一次离心使成积压红细胞，然后用生理盐水配成 1%鸡红细胞悬液，供吞噬实验用。

（2）白色葡萄球菌菌液

白色葡萄球菌接种于肉汤培养基中，37℃温箱培养 12h 左右，水浴加热 100℃ 10min 以杀死细菌，用无菌生理盐水配制成每毫升含 6 亿个细胞的菌悬液，分装于小瓶中，置于冰箱保存备用。

（3）1%大肠埃希菌悬液

挑取大肠埃希菌单菌落，接种到 LB 液体培养基中，37℃振荡培养至对数生长期。取适量菌液，以 5000～8000r/min 离心 5～10min，弃去上清液。用生理盐水重悬菌体，调整菌液浓度至 1%，可通过比浊法或细胞计数确定浓度。

（4）酵母菌悬液

将酵母菌接种在 YPD 培养基，30℃温箱培养 2～3d，使酵母菌形成单菌落。挑取单菌落接种到含有 YPD 液体培养基的锥形瓶中，置于摇床上，在 30℃ 150～200r/min 的条件下振荡培养 12～24h。将酵母菌液转移到无菌离心管中离心，加入适量无菌生理盐水或无菌水，用移液器轻轻吹打重悬酵母菌细胞，然后再次离心，弃去上清液，重复洗涤 1～2 次。用无菌水配制成实验所需浓度。

（5）白色念珠菌悬液

白色念珠菌菌种接种到沙氏葡萄糖琼脂培养基平板上，37℃培养 24～48h。挑取单菌落接种到沙氏葡萄糖液体培养基中，37℃振荡培养。将菌液离心，用无菌生理盐水或 PBS 洗涤菌体 2～3 次，去除培养基成分。用无菌生理盐水或 PBS 重悬菌体，调整浓度至 1×10^6～1×10^7 cfu/mL，可用于药敏试验等。

（6）放线菌悬液

放线菌菌种接种到高氏 1 号培养基，25～30℃培养至菌落长出，挑单菌落转接至液体培养基，摇床振荡培养。将培养液移至离心管，5000～8000r/min 离心 10～15min，弃上清液，留菌体。加无菌水重悬菌体，再次离心，重复 1～2 次。加适量无菌水吹打混匀，用血球计数板测浓度并按需调整。

附录Ⅳ　洗涤液的配制与使用

（1）洗涤液的配制

洗涤液分为浓溶液与稀溶液两种，配方如下。

浓溶液：	重铬酸钠或重铬酸钾（工业用）	50g
	自来水	50mL
	浓硫酸（工业用）	800mL
稀溶液：	重铬酸钠或重铬酸钾（工业用）	50g
	自来水	850mL
	浓硫酸（工业用）	100mL

配法都是将重铬酸钠或重铬酸钾先溶解于自来水中，可慢慢加温，使溶解，冷却后徐徐加入浓硫酸，边加边搅动。

配好后的洗涤液应是棕红色或橘红色，贮存于有盖容器内。

（2）原理

重铬酸钠或重铬酸钾与硫酸作用后形成铬酸（chromic acid）。铬酸的氧化能力极强，因而此液具有极强的去污作用。

（3）使用注意事项

① 洗涤液中的硫酸具有强腐蚀作用，玻璃器皿浸泡时间太长，会使玻璃变质，因此切忌忘记将器皿取出冲洗。其次，洗涤液若沾污衣服和皮肤应立即用水洗，再用苏打水或氨液洗。如果溅到桌椅上，应立即用水洗去或湿布抹去。

② 玻璃器皿投入前，应该尽量干燥，避免洗涤液稀释。

③ 此液的使用仅限于玻璃和瓷质器皿，不适于金属和塑料器皿。

④ 有大量有机质的器皿应先行擦洗，然后再用洗涤液。这是因为有机质过多，会加快洗涤液失效。此外，洗涤液虽然为很强的去污剂，但也不是所有的污迹都可以清除。

⑤ 盛洗涤液的容器应始终加盖，以防氧化变质。

⑥ 洗涤液可反复使用，但当其变为墨绿色时即已失效，不能再用。

附录Ⅴ 微生物学与免疫学实验教学实验室管理制度与操作规程

本制度适用于微生物学与免疫学实验教学实验室（以下简称“实验室”）的日常管理、教学运行、人员操作等各项活动。适用对象包括全体实验教学教师、实验室管理人员、参与实验课程的本科生、研究生及其他经批准进入实验室的人员。

本制度所涵盖的内容包括实验室安全管理、操作规范、仪器设备使用、器材消毒与灭菌、事故应急处理等，旨在保障实验教学质量、实验人员安全及实验数据的科学性与可追溯性。

一、实验室安全管理制度

1. 个人防护与行为规范

(1) 个人防护要求

实验人员进入实验室前，必须穿戴实验服，佩戴一次性手套、口罩，长发应束起，避免散落。

进入实验室前后，均须进行手部清洗与消毒，使用指定消毒剂进行手部处理。

实验结束后，防护用品应放置于指定区域进行处理或消毒。

实验过程中如需更换手套或口罩，应在无菌操作区域外进行，避免交叉污染。

(2) 行为规范

实验过程中应保持安静，禁止喧哗、打闹、饮食、吸烟等行为。

严禁在实验室内擅自进行未经批准的实验活动。

使用仪器设备前应检查其运行状态，发现异常应立即报告，不得擅自拆修。

实验台面应每日消毒一次，操作过程中如有溅出物质，应立即用指定消毒液处理。

严禁使用无标签或标识不清的试剂、样品或容器。

实验室内严禁存放与实验无关的个人物品，保持环境整洁是每位实验人员的责任。

实验结束后应及时清理操作区域，关闭电源、水源、气源，确保安全。

2. 微生物学与免疫学实验安全要求

所有涉及微生物操作的实验应在生物安全柜或指定无菌区内进行，严禁在开放区域操作。

无菌操作前，应对操作区域进行紫外线照射30min，并使用75%乙醇或其他有效消毒剂擦拭台面。

菌种应有明确标识（菌名、日期、操作人），并存放于专用冰箱或液氮罐中，定期核查活性与污染情况。

感染性废弃物（如培养基、菌液、菌种）必须经高压灭菌（121℃，30min）处理后方可弃置。

锐器（如玻片、针头）应投放于防穿刺容器中，集中消毒处理，严禁混入一般垃圾。

所有接触微生物的实验操作后，必须进行手部与操作台面消毒。

3. 应急处理与事故响应机制

(1) 人员伤害处理

①皮肤破损：立即用蒸馏水或生理盐水冲洗，涂抹碘伏处理。

②烧伤：涂抹凡士林或指定烧伤药膏，严重者送医处理。

③化学腐蚀：强酸用大量水冲洗后用5%碳酸氢钠中和；强碱用水冲洗后用5%醋酸或硼酸中和。

④菌液误入口中：立即吐出，用高锰酸钾或双氧水漱口，必要时服用抗菌药物并就医。

（2）环境污染处理

① 菌液洒落：用2%甲酚皂消毒液（来苏尔）或0.1%新洁尔灭覆盖污染面30min后擦拭处理。

② 感染性暴露：用消毒液浸泡暴露部位15min，并立即上报实验室负责人。

（3）气体泄漏与火灾

若火情发生，立即关闭电源与气阀，尝试用灭火器或沙土扑灭火源，禁止用水扑灭酒精类火源。

启动应急报警装置，迅速撤离实验室，优先保障人员安全，禁止返回取物。

实验室负责人应立即启动应急预案，通知保卫处与相关部门处理。

4. 安全培训与违规处理制度

所有实验人员必须接受实验室安全培训，掌握基本操作规程与应急处理方法，培训合格后方可进入实验室。

实验室每学期至少组织一次安全演练或培训更新，确保人员对实验室安全保持高度敏感性。

对违反安全制度的行为，实验室有权进行口头警告、书面通报、暂停实验资格等处理。

对造成严重后果的违规行为，将移交学校相关部门处理，甚至追究法律责任。

二、实验室操作规范

1. 实验前准备流程

为确保实验教学顺利进行，所有实验人员在实验开始前应完成以下准备流程：

① 个人准备：穿戴实验服、手套、口罩，长发束起，摘除饰品；手部洗净并使用指定消毒剂进行消毒；

② 实验区准备：检查实验台面清洁状况，使用75%乙醇或新洁尔灭擦拭操作区；

③ 仪器设备检查：确认所需仪器（如高压灭菌器、生物安全柜、恒温箱等）运行状态正常；

④ 试剂与耗材准备：核对实验所需培养基、试剂、器材，检查有效期与标签完整性；

⑤ 实验记录准备：领取实验记录表或打开电子记录系统，准备实时记录实验过程。

2. 实验中操作要求

（1）基本操作规范

所有操作必须严格按照实验指南和教师指示进行，严禁擅自更改实验步骤；

使用移液器进行液体转移，严禁口吸操作；

所有可能产生气溶胶的操作（如菌液混匀、离心）应在生物安全柜内完成；

实验过程中应实时记录关键参数（如温度、时间、试剂用量、菌株编号等），确保数据可追溯；

操作中如发现异常（如颜色变化、沉淀、设备报警等），应立即停止操作并报告指导教师。

（2）无菌操作要求

操作前后应对操作区域进行紫外线照射与酒精擦拭；

操作过程中应尽量减少手部与操作区域的接触，避免交叉污染；

所有接触菌种的器材使用后应立即处理，不得随意放置；

操作中如有菌液溅出，应立即使用指定消毒液处理。

3. 实验后收尾与清洁

实验结束后，所有实验人员应完成以下收尾工作：

①样品处理：实验产生的培养基、菌液等感染性废弃物应集中高压灭菌处理；

②器材清洗：使用过的玻璃器材、移液器头、离心管等应按材质分类清洗与消毒；

③仪器关闭：关闭所有使用的仪器设备，断电断水，记录使用情况；

④台面清洁：使用75%乙醇或新洁尔灭擦拭操作台面，清除残留物；

⑤记录填写：完成实验记录表的填写，包括实验时间、操作人、实验结果、异常情况等；

⑥物品归位：所有器材、试剂、记录本等按规定归位，保持实验室整洁有序。

4. 实验室进出登记与记录

为加强实验室管理与安全追踪，所有人员进出实验室应遵循以下规定：

进入实验室前，必须在进出登记表或电子系统中填写姓名、时间、实验项目、实验台号等信息；

离开实验室前，应记录实验完成情况、是否存在异常、是否完成清洁与设备关闭；

特殊实验（如使用高致病菌株、放射性材料等），需提前申请并经批准后方可进入；

非实验人员进入实验室，须经实验室负责人批准并由专人陪同。

三、仪器设备使用与维护规程

本节介绍微生物学与免疫学实验教学中常用仪器设备，内容涵盖设备构造简介、操作步骤、注意事项及日常维护要求。

1. 高压蒸汽灭菌器

① 用途：高压蒸汽灭菌器用于培养基、玻璃器材、污染物等耐高温物品的灭菌处理。

② 操作流程：在外层锅加蒸馏水至指定水位线；将待灭菌物品妥善包扎后放入内层锅，盖紧锅盖并旋紧螺旋；加热至压力表指针升至33.78kPa，打开排气阀排冷空气；指针回零后关闭排气阀，继续加热至121℃，保持15～20min；灭菌结束后自然冷却至常压，缓慢排气后开盖取出物品。

③ 注意事项：

灭菌物品不宜堆放过紧，以确保蒸汽循环畅通；

排气要彻底，否则温度无法达标；

操作过程中不得离开，禁止超压运行；

禁止强行放气降压，以防液体外溢；

定期使用生物指示剂或温度敏感胶带验证灭菌效果。

2. 电热恒温干燥箱

① 用途：电热恒温干燥箱主要用于玻璃器材的干热灭菌处理。

② 操作流程：将清洁干燥的器材包好后放入箱内；设定温度为160～170℃，灭菌时间

为 2～3h；灭菌结束后待温度降至室温再开箱取出物品。

③ 注意事项：

禁止高温下开启箱门，防止玻璃炸裂与热气灼伤；

棉塞、纸类材料易燃，因此设定温度不得超过 180℃；

灭菌物品应均匀摆放，避免堆叠。

3. 滤菌器

① 用途：滤菌器用于过滤除菌不耐热液体，如血清、药液等。

② 常见类型：赛氏滤菌器、玻璃砂芯滤菌器、薄膜滤菌器等。

③ 使用方法：高压灭菌后组装；连接抽气装置，缓慢抽滤；滤液收集后立即转移至无菌容器中保存。

4. 恒温培养箱与冰箱

① 恒温培养箱：恒温培养箱主要用于细菌培养，常设温度 36～37℃；须每日监测温度，防止过热或失控。

② 冰箱：普通冰箱（0～5℃）用于短期保存菌种、试剂；低温冰箱（－20℃以下）用于长期保存菌种、试剂等；冰箱需定期除霜与温度校准，防止交叉污染。

5. 液氮罐

① 用途：液氮罐用于长期保存菌种、细胞等生物样本（温度约为－196℃）。

② 使用要求：

仅限受训人员操作；

禁止在密闭空间内长时间开启，以防窒息；

定期补充液氮，以保证持续低温状态；

样本需编号清晰，记录完整。

6. 恒温水浴箱

① 用途：恒温水浴箱用于血清学反应、酶促反应、分子微生物学实验中的恒温处理。

② 操作规范：

加水至指定水位，设定温度（常用 37～65℃）；

使用前后应清洗内胆，防止沉积物污染；

水浴过程中，切勿让电源部件直接接触水。

7. 离心机

① 用途：离心机用于样品分离、沉淀与提取。

② 操作流程：将样品配平，放入对称位置；设定转速与时间，启动离心机；结束后缓慢减速，取出样品。

③ 注意事项：

使用前离心管必须配平，配平误差不得超过 0.01g；

离心过程中严禁开启盖板；

定期清洁转头，防止腐蚀与不平衡。

8. 光学显微镜

① 用途：光学显微镜用于观察微生物形态与染色效果。

② 操作要点：

先用低倍镜寻找物像，调节清晰后再切换至高倍镜或油镜进一步观察；

油镜使用后应及时用二甲苯清洁；

显微镜使用完毕后，需依次进行以下操作：降低聚光器至最低位置，将物镜旋转至“八”字位，关掉电源，并将显微镜放入专用镜箱内，保持干燥、防尘环境存放。

9. 超净工作台

① 用途：超净工作台用于无菌操作。

② 使用规范：

开启紫外灯照射 30min，关闭紫外灯后立即启动风机；

操作前后用 75%乙醇擦拭台面；

操作结束后关闭风机，放下防尘帘。

10. 微量可调移液器

① 用途：用于精确定量加样，常用于分子微生物学实验。

② 使用规范：

使用前校准刻度，选择匹配枪头；

垂直吸液，缓慢加样，防止加样过程中产生气泡；

使用后擦拭清洁移液器，将移液器调至最大量程，定期校准。

11. PCR 仪

① 用途：PCR 仪是分子微生物学实验中的核心设备，用于 DNA 片段的特异性扩增。

② 操作流程：根据实验需求设定变温循环参数（如预变性、变性、退火、延伸温度与时间，循环次数等）；将反应体系配制于 PCR 管中，确保液体集中于管底，避免气泡产生；将 PCR 管放入仪器反应模块中，关闭盖板，启动程序；程序结束后及时取出样品，避免高温下长时间放置影响产物稳定性；使用后关闭电源，擦拭仪器表面，记录运行时间与参数。

③ 注意事项：

确保反应管密封良好，防止蒸发；

使用前检查仪器温控模块是否校准，避免扩增偏差；

不同项目间使用仪器前建议进行空白反应以排除污染；

定期维护仪器，清洁热盖与反应模块，防止盐分沉积。

12. 电泳仪

① 用途：电泳仪用于对 PCR 产物等核酸或蛋白质样品进行分离分析。

② 操作流程：配制适当浓度的凝胶（如 1%琼脂糖），对核酸样品进行电泳时需加入核酸染料（如 GelRed）；将凝胶倒入电泳槽中，插入梳子形成加样孔，凝胶凝固后移除梳子；加入电泳缓冲液（如 1×TAE 缓冲液），确保缓冲液覆盖凝胶表面；将样品与加样缓冲液混合后加至加样孔中；接通电源，设定适当电压（如 100V），开始电泳；电泳结束后断电，取出凝胶进行后续观察、分析。

③ 注意事项：

电泳前确保电源极性连接正确，阳极与阴极方向无误；

加样时避免刺穿凝胶底部，防止样品流失；

电泳过程中严禁打开盖板或触碰缓冲液，防止触电；

使用后及时清洗电泳槽与电极，防止盐垢积聚。

13. 凝胶成像系统

① 用途：凝胶成像系统用于观察并记录电泳后凝胶中的核酸或蛋白质条带。

② 操作流程：将凝胶置于成像台上；选择合适的激发光源（如UV、蓝光）与滤光片；调整曝光时间与焦距，观察图像预览；拍摄图像并保存至指定路径，可进行条带分析与灰度测量；使用后关闭光源与系统，清洁台面并记录使用时间。

③ 注意事项：

操作时必须佩戴紫外防护眼镜，避免眼部或皮肤暴露；

凝胶应置于平台中央，避免边缘图像模糊；

成像结束后及时关闭紫外光源，防止设备老化与安全隐患；

定期校准相机与光源系统，确保成像质量。

四、实验器材的清洁与消毒灭菌

本节内容旨在规范实验室常用器材的清洁、消毒与灭菌流程，确保实验环境无菌、实验数据可靠，并防止病原微生物传播。

1. 玻璃器材的清洁与灭菌

（1）清洁的重要性

玻璃器材若未彻底清洁，可能导致实验污染、pH值偏移、微生物抑制或血清学反应干扰等。清洁需同时达到生物学清洁与化学清洁标准。

（2）清洁流程

①新购器材：自来水冲洗→0.1%～0.5%碱水煮沸15min→自来水冲洗10次→去离子水冲洗3次→晾干→包装灭菌。

②已用未污染：自来水冲洗→重铬酸钾洗液浸泡24h→自来水冲洗10次→去离子水冲洗3次→晾干→灭菌。

③污染器材：高压灭菌121℃ 20min或0.2%～0.5%“84”消毒液浸泡30min→常规清洗流程。

（3）灭菌方法

①干热灭菌（电热恒温干燥箱）：160～170℃，2～3h，适用于空玻璃器皿（如培养皿、试管）。

②湿热灭菌（高压蒸汽灭菌锅）：121℃，15～20min，适用于带棉塞试管、锥形瓶等。

2. 金属器械的处理方法

（1）常规处理

使用后立即用自来水冲洗干净并擦干，防止锈蚀；

急用时可浸泡于95%乙醇中，使用前火焰烧灼至乙醇燃尽。

常规灭菌方法：高压蒸汽灭菌或煮沸15～30min。

（2）污染处理

若金属器械带有组织碎屑，先用5%苯酚清洗。

对于病原污染器械，处理流程为：先煮沸15min→常规清洗→高压灭菌。

禁止直接火焰烧灼金属器械，防止钝化与损坏。

3. 塑料与有机玻璃器材的处理方法

（1）清洁流程

使用后立即浸泡于2%～3%盐酸溶液中，过夜，次日用棉签蘸去污剂擦洗，随后用自来水冲洗，再用蒸馏水冲洗2～3次，晾干备用。

（2）灭菌方法

多孔培养板等可用双层塑料袋密封，采用$_{60}$Co辐照灭菌（120万拉德）；

塑料器材不适合高温灭菌或干烤，避免变形或释放有害物质；

玻璃不宜辐照灭菌，避免变色或结构损伤。

4. 无菌室消毒与污染物处理

（1）无菌室消毒

每次操作前后，使用紫外线照射0.5～1h；

若出现霉菌或顽固污染，可使用以下熏蒸法：

① 福尔马林熏蒸：每立方米使用福尔马林10～15mL＋高锰酸钾5～7.5g，密闭4h以上；

② 过氧乙酸熏蒸：使用1%～2%过氧乙酸，该方法效果稳定、刺激性小，推荐使用。

（2）污染物处理

① 桌面/地面污染：用5%苯酚或0.2%～0.5%“84”消毒液处理2～5min；

② 皮肤污染：用0.1%新洁尔灭或0.2%～0.5%“84”消毒液浸泡5～10min；

③ 肝炎病毒暴露风险：所有器材与操作台面须用0.2%过氧乙酸或“84”消毒液彻底擦拭。

5. 灭菌标签与记录管理

为实现灭菌过程的可追溯性与教学管理的规范化，所有灭菌器材应实行标签与记录制度，包括：

每件灭菌器材应贴有标签，注明器材名称、灭菌方式、灭菌时间、操作人；

灭菌记录表应包括灭菌批次、器材种类、操作人、设备编号、异常情况记录；

灭菌记录应保存不少于6个月，作为教学质量与安全管理的支撑材料；

定期使用生物指示剂或温度敏感胶带验证灭菌效果，确保灭菌质量。

参考文献

[1] 沈萍,陈向东. 微生物学实验[M].5版. 北京:高等教育出版社,2018.

[2] 徐德强,王英明,周德庆. 微生物学实验教程[M].4版. 北京:高等教育出版社,2019.

[3] 黄秀梨,辛明秀. 微生物学实验指导[M].3版. 北京:高等教育出版社,2019.

[4] 咸洪泉,郭立忠,李树文. 微生物学实验[M]. 北京:高等教育出版社,2018.

[5] 钱存柔,黄仪秀. 微生物学实验教程[M].2版. 北京:北京大学出版社,2013.

[6] 赵斌,何绍江. 微生物学实验[M]. 北京:科学出版社,2002.

[7] 张美玲,贾彩凤. 微生物学实验简明教程[M]. 上海:华东师范大学出版社,2015.